张奉春教你痛风就该这样吃 增订版

张奉春
主编

主任医师、教授、博士生导师
北京协和医院内科学系主任、风湿免疫科主任
中华医学会风湿病学分会主任委员
中国医师协会风湿免疫科医师分会会长

U0221994

中国轻工业出版社

图书在版编目（CIP）数据

张奉春教你痛风就该这样吃/张奉春主编. —北京：
中国轻工业出版社，2018.10
ISBN 978-7-5019-9572-1

Ⅰ.①张…　Ⅱ.①张…　Ⅲ.①痛风－食物疗法　Ⅳ.
①R247.1

中国版本图书馆CIP数据核字（2013）第281314号

责任编辑：翟　燕　孙苍愚　　责任终审：张乃东　　整体设计：悦然文化
策划编辑：翟　燕　孙苍愚　　责任校对：李　靖　　责任监印：张京华

出版发行：中国轻工业出版社（北京东长安街6号，邮编：100740）
印　　刷：北京画中画印刷有限公司
经　　销：各地新华书店
版　　次：2018年10月第1版第1次印刷
开　　本：720×1000　1/16　印张：14
字　　数：250千字
书　　号：ISBN 978-7-5019-9572-1　定价：48.00元
邮购电话：010-65241695
发行电话：010-85119835　传真：85113293
网　　址：http://www.chlip.com.cn
Email：club@chlip.com.cn
如发现图书残缺请与我社邮购联系调换
181070S2C104ZBW

前 言

近年来高尿酸血症和痛风的发病人群有越来越年轻化的趋势，以前去医院就诊的多为四五十岁及以上的人，现在好多二十几岁的小伙子，一查尿酸都是五六百。可是，如此高的尿酸值仍无法引起这些年轻人的重视，他们总是在疼痛发作时才想着去医院就诊。经医生一问，才发现以前就被告知过不能喝酒、发作时不能吃高嘌呤食物等，但最终一样都没有遵循。也许在他们看来，痛风只有在痛的时候才是病。

其实，痛风不是发作时止住痛就好了，造成这种疾病的首要原因是血液里的尿酸高了。尿酸生成过多、排出过少，都会导致体内的尿酸堆积，这些过多的尿酸除了堆积在关节上引发疼痛，还会沉积在肾脏等多种器官上，造成器官功能的损伤。

治疗痛风的关键在于管理自己，要学会通过控制饮食、合理运动、服用药物等方式解决掉过多尿酸，从根源上缓解疼痛。

本书以图文并茂的方式向痛风和高尿酸血症患者介绍了饮食注意事项，清晰地标出了食物的嘌呤含量（高／中／低档）和食物中的营养素对尿酸的调节作用，让痛风和高尿酸血症患者在外出就餐上有据可依，在配制低嘌呤膳食时有章可循。

翻开本书就知道自己能吃什么，要怎么吃。书中对痛风发作的不同时期和患有并发症的患者应该怎么吃提出了具体方案，供患者参考。此外，还配有简单有效的按摩来防治痛风。

希望每一个高尿酸血症和痛风患者能更关心自己、爱护自己，坚持低嘌呤、低热量、低脂肪饮食，定时服药，减少痛苦，享受生活！

目录 CONTENTS

第1章　从"吃"上下功夫，痛风不易复发

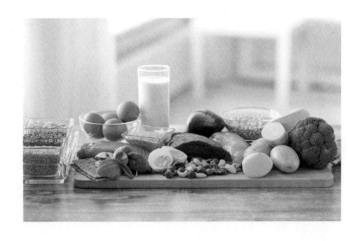

第2章 选对食物，让尿酸平稳不飙升

谷薯豆奶类

放心吃的低嘌呤类

适量吃的中嘌呤类

蔬菜类

放心吃的低嘌呤类

适量吃的中嘌呤类

肉蛋海产类

放心吃的低嘌呤类

适量吃的中嘌呤类

第**3**章

专为痛风患者量身定制的营养膳食方案

第4章 学会自然疗法，与痛风和平相处

附录

了解痛风

痛风与哪些因素有关

1 高尿酸血症
痛风发病前有漫长的高尿酸血症病史。单纯高尿酸血症患者中，有 5% ~ 15% 可能转化为痛风

2 家族遗传
痛风是一种会遗传的疾病，我国有痛风家族史的人，遗传发病率为 5% ~ 25%

3 高嘌呤饮食
食物中的嘌呤绝大部分都会转化为尿酸，故饮食对尿酸水平的影响很明显

4 饮酒
长期大量饮酒，可导致血尿酸增高和体内乳酸堆积，诱发痛风性关节炎急性发作

5 肥胖
肥胖会引起内分泌系统紊乱，可能导致血尿酸浓度增高。研究发现，痛风患者的平均体重超过标准体重的 17.8%

6 "三高"
痛风常合并肥胖、糖尿病、高血压及高脂血症。因此，已患有"三高"的人群应当格外注意

痛风可分为四期

无症状期	自然病程	第一期
	症状特点	除了血尿酸升高外，并未出现关节炎、痛风石或尿酸结石等症状。无症状的高尿酸血症情形可能终其一生都会存在，但也可能会发展成急性痛风性关节炎或肾结石。

急性关节炎期	自然病程	第二期
	症状特点	在病发的早期，侵犯单一关节，其中约有半数发生于脚掌骨关节，痛风疼痛部位常见脚趾、脚背、脚踝、脚跟、膝、腕、手指和肘等，但其他部位也会发作。

痛风石及慢性关节炎期	自然病程	第三期
	症状特点	痛风石是痛风的特征性临床表现，关节内大量沉积的痛风石可造成关节骨质破坏、关节周围组织纤维化、继发退行性改变等。可表现为持续关节肿痛、压痛、畸形及关节功能障碍。

肾脏病变期	自然病程	第四期
	症状特点	主要表现为痛风性肾病和尿酸性肾石病，前者表现为尿浓缩功能下降，出现夜尿增多、低分子蛋白尿、白细胞尿等；后者结石较大者可阻塞尿路，引起血尿、肾盂肾炎等。

痛风的诊断标准和并发症

判断标准

关节液中有特征性尿酸盐结晶

有痛风结节，结节含有以化学方法和偏光显微镜证明的尿酸盐结晶

符合以下几项中的 6 项：

- 炎症于 1 天内达高峰
- 患处关节皮肤发红
- 一侧的中趾关节炎发作
- 发作期关节液细菌培养阴性
- X 线可见关节内的非对称肿胀
- X 线片见非侵蚀性的骨皮质下囊泡
- 高尿酸血症（血尿酸值男性大于 416 微摩尔 / 升，女性大于 357 毫摩尔 / 升）

- 1 次以上的关节炎发作
- 第一趾关节肿痛
- 一侧的踝关节炎发作
- 可疑痛风结节
- 单关节炎

并发症

 肾损害（痛风性肾病、尿酸性结石病）

 眼部病变（眼睑痛风石）

 心血管系统病变，出现高血压、冠心病、外周血管病等

 损伤胰岛细胞，降低机体对胰岛素的敏感性，可导致糖尿病

 脑血管疾病，出现脑卒中等

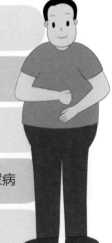

痛风的预防与治疗

就医时需检查

验血

尿液检查

关节液检查

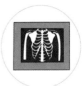

关节 X 光

急性期药物治疗

1 非甾体类消炎药

2 秋水仙碱

3 糖皮质激素

恢复后应注意预防再发

戒酒或
限制饮酒

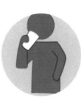

保持
饮水量

减少或避免
高嘌呤食物

保持
适当体重

痛风石长在哪儿

如果尿酸长期处于高水平，尿酸也会沉积在软组织中，形成一些小结节（小如芝麻，大如鸡蛋），即痛风石。痛风石可以发生于身体各处，以脚趾、手指、肘部以及耳朵等部位最为常见，不仅影响美观，还可导致严重的畸形，影响关节活动。痛风石是疾病进入严重状态的警戒信号，一定要足够重视。

为较大的关节部位，算得上是痛风石的"宜居环境"。

肘关节

掌指出现无痛性黄白色赘生物。

掌指关节

痛风石可沉积于肾脏，损害肾功能，严重者可发展成尿毒症。

肾

是尿酸的出口部位，容易出现尿酸盐的沉积。

输尿管及膀胱

可引起慢性痛风性关节炎和关节畸形。

膝关节

可引起肘关节伸不直。

腕关节

出现粒状或球状的凸起，严重时影响行走。

脚掌

手背

结节越长越大，会把皮肤"撑破"，流出牙膏一样的尿酸盐结晶。

耳廓

痛风石有个"小别墅"，经常跑去"度假"，那就是耳廓，不少患者首先发现痛风结节的部位是这里。

眼睑

眼睑出现明显的可移动黄色结节，体积逐渐增大会影响到视力。

手指关节

严重者关节出现畸形，屈伸活动受限。

触摸足背的肿胀部位，可以触到像"石头"一样的小硬块。

足背

踝关节

导致足踝关节出现了肿胀疼痛且皮肤发红。

痛风石也可见于消化道，如胆囊、胆管等处。

痛风 60%～70% 的人第一次发作都在大脚趾根部（第一跖趾关节）。

跖趾关节

胆囊

15

为什么痛风反复发作

经常有痛风患者说自己的痛风会"转移"：前几年是左大脚趾痛，最近变成了右大脚趾？之前只有一只脚痛，现在两只脚都痛，连地都下不了！似乎，这痛风不光复发还"转移位置"，这到底是怎么回事？

痛风"转移"多因尿酸控制不佳

如果痛风部位发生变化或增多，大多是痛风控制不佳的表现。很多患者都知道，痛风发作是尿酸盐晶体沉积在关节腔所导致的。当尿酸水平低时，尿酸能溶解在血液中，但当尿酸水平过高时，尿酸就不能溶解在血液中了，就会析出沉积到关节腔里。

尽管60%～70%的痛风患者第一次发作都在大脚趾根部（第一跖趾关节），但如果尿酸长期偏高，全身各关节（脚趾、脚踝、膝盖、手肘等）都可能出现尿酸盐结晶，从而出现痛风"转移"的情况。其实这不是转移，只是因为尿酸没控制好，受累的关节变化或增多了。而长期尿酸控制不佳的危害远不止疼痛，还可能出现痛风石、尿路结石和痛风性肾实质病变等。

和其他代谢疾病互相影响

痛风属于代谢综合征，高尿酸通常伴随"四高"一起出现，互相影响，互为因果。比如10%～30%的肥胖病患者都伴有高尿酸，而高尿酸血症患者中20%～50%的人都患有糖尿病。

痛风与高血糖、高血压、高脂血症、高体重相互并存，经常配合在一起兴风作浪，所以治疗痛风千万别忘"降四高"。痛风治疗绝非单纯止痛，控制"四高"、降低血尿酸浓度、消除痛风石、修复肿痛关节、调节免疫平衡缺一不可。

不痛了不代表就好了

急性痛风发作的时候，疼痛一般在3～10日后逐渐消退。去医院及时就诊后，疼痛会消失得更快，常在吃药后的第二天症状就好了一大半，患者也能够比较自然地走动。于是，很多患者错误地认为一旦关节疼痛好转，病就已经好了，不需要吃药治疗了。

但痛风防治的关键在于间歇期的长期维持治疗，包括降尿酸药物、合理饮食、适当运动、关节保护等，以避免再次发作。有些患者在服用别嘌呤醇、非布司他、苯溴马隆等降尿酸药物的过程中，也可能出现痛风"转移"。这是因为在服用降尿酸药时，原本沉积在关节腔中的尿酸盐晶体会（部分）溶解，从而引起疼痛。打个比方，将关节周围沉积的尿酸晶体比作冰山，使用降尿酸药物后，血尿酸浓度会下降。此时，就相当于海水中的冰块逐渐减少，那么冰山也会开始融化或崩解。这样的改变会造成关节周围的理化环境产生变化，从而导致急性关节炎的发作。因此，在降尿酸治疗过程中，医生常会让服用一些预防痛风发作的药物，比如秋水仙碱，从而让痛风患者平稳地度过最初的治疗期。

避免痛风复发这样做

知道了痛风为啥会反复发作的原因之后，就能采取一些有效的措施：

规范服用降尿酸药物	痛风出现的根本原因是尿酸水平过高，只有把尿酸降低到 360 微摩尔/升（无痛风石）或 300 微摩尔/升（有痛风石）才能避免尿酸盐晶体在更多关节沉积或发生"转移"。同时，规范服用降尿酸药还能促使已经在关节腔中形成的晶体溶解
预防或逆转相关疾病	预防或逆转尿酸盐沉积在关节、肾脏及其他部位而引起并发症；预防或逆转促进高尿酸血症的其他疾病，如肥胖、高脂血症、糖尿病及高血压
调整生活方式	规律生活，劳逸结合，避免精神压力过大。注意像过度悲伤、恐惧、沮丧、紧张等精神压力，也会导致内分泌紊乱，造成尿酸的代谢异常，形成内源性尿酸急剧上升，从而导致痛风复发
避免剧烈运动	大家都知道，多参加运动对身体有好处，但运动过于剧烈，会引起一过性血尿酸升高，也会导致痛风急性发作
避免关节部位受凉、受潮	痛风患者平时一定要注意保护关节，如果关节部位受潮着凉，可能导致痛风急性发作。因为关节在受凉受潮的状态下，局部体温进一步降低，这样会促使血中尿酸在此处沉积，局部血管发生痉挛性收缩，关节组织的血液供应减少，血循环处于不良状态，从而引发痛风

最受关注的问题

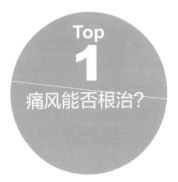

Top 1

痛风能否根治?

答 基于医学水平的局限性,痛风还没有根治的方法,目前主要采取的是通过药物治疗、饮食控制、运动疗法以及其他一些辅助方法来使痛风患者的病情得到缓解和控制,减轻患者的痛苦。

Top 2

痛风会遗传吗?

答 原发性痛风具有遗传性,但真正由先天性遗传引发的内源型痛风很少。患痛风代数越多,族群中患痛风的人越多,遗传的可能性越大,遗传性也越强。女性虽然痛风发病率低,但遗传性远高于男性。

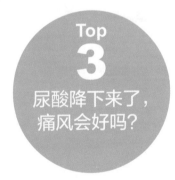

Top 3

尿酸降下来了,痛风会好吗?

答 痛风患者即使血清尿酸水平控制得很好,也不能随便停药。可先去医院,请医生调药,如果最少的药物都能使尿酸持续长时间达标,停药观察也是有可能的。

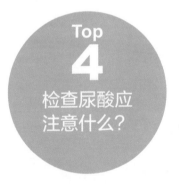

Top 4

检查尿酸应注意什么?

答 严格地说,在抽血的前 3 天应避免吃高嘌呤食物,如海鲜、动物内脏,并禁止饮酒,避免剧烈运动,如奔跑、快速登楼、负重等,因为剧烈运动可使血尿酸升高。另外,检查前不能随意停药,需先咨询医生。

Top 5 痛风石能消退吗?

答 尿酸盐沉积在皮下聚集形成的结晶,称为痛风石。首次发生的痛风石,经过降尿酸治疗,控制体内尿酸含量,一段时间之内可以消退。对于形成时间较长、体积较大且硬化的痛风石,消退的可能性很小。

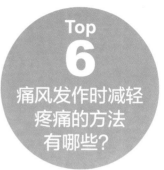

Top 6 痛风发作时减轻疼痛的方法有哪些?

答 如果疼痛剧烈,可在医生的指导下服用非甾体抗炎镇痛药物。痛风性关节炎急性期应卧床休息,将痛肢用被褥等垫起,采取舒适体位,以减轻疼痛。待关节疼痛缓解3天后再逐步恢复活动。

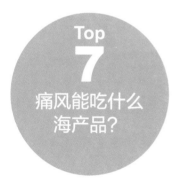

Top 7 痛风能吃什么海产品?

答 海产品是否适合痛风患者食用,主要取决于其中的嘌呤含量。同样是动物性海产品的海蜇和海参,嘌呤含量都很低;植物性海产品的海藻也属于低嘌呤食物。痛风患者可以适当食用这些海产品,能补充不饱和脂肪酸,对改善心脑血管疾病有好处。

Top 8 高尿酸血症都会变成痛风吗?

答 高尿酸血症与痛风密切相关,血尿酸是痛风发生的最重要的生化基础和直接病因,痛风是否发作及发作频率与血尿酸水平直接相关。那么高尿酸血症是不是就意味着痛风即将来到呢?答案是否定的,高尿酸血症的患者有5% ~ 15%发展为痛风,只占发病人数的一小部分。但得了高尿酸血症,听之任之,肯定是不行的。

Top 9 痛风患者能喝啤酒吗?

答 酒精可造成机体内乳酸堆积,影响尿酸排泄。另外,啤酒本身含有大量嘌呤物质,所以,无论是一次大量饮酒,还是长时间少量饮酒,都会导致血清尿酸的升高,诱使痛风发作。因此,不建议痛风患者饮用啤酒。

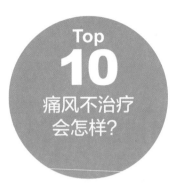

Top 10 痛风不治疗会怎样?

答 尿酸累积已成事实的话,不能自行消退,所以痛风不能自愈。痛风目前虽然不能根治,但适当的药物及饮食控制可以防止痛风的复发、缓解疼痛。所以说,还是要积极治疗,以免病情加重。

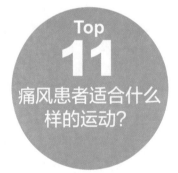

Top 11 痛风患者适合什么样的运动?

答 痛风患者适合强度小、节奏慢、关节负荷小、呼吸平缓的一般运动,如散步、太极拳、自编体操、游泳、骑自行车等。这些运动有助于保护关节,很适合痛风患者,尤其是心功能不好的痛风患者锻炼身体。不过痛风患者做这些运动应循序渐进,可从散步开始,逐步过渡到做操等。

Top 12 运动过度会引发痛风吗?

答 剧烈运动、锻炼过度会使体内乳酸增加,抑制肾脏排泄尿酸,诱使痛风急性发作。消耗体力过多的项目,如快跑、足球、篮球、滑冰、登山、长跑等,皆不适宜。另外,运动多伴随着体内水分的流失,可间接导致血尿酸浓度的上升,所以痛风患者运动时要注意多喝水。

第**1**章

从"吃"上下功夫，痛风不易复发

痛风患者的饮食习惯要点

以细粮为主

主食在人的三餐中所含的比重很大，而很多粗粮都含有较高的嘌呤，所以在食用时要特别注意，以免一不小心尿酸就高了。不过也有一些粗杂粮的嘌呤含量较低，如小米、玉米、薏米、高粱米、小麦等，痛风患者可以有选择地食用。

多吃蔬菜

新鲜蔬菜富含维生素C以及B族维生素，可以改善组织的营养代谢，调理嘌呤代谢。此外，蔬菜还有助于尿液的碱化，利于体内尿酸的清除。

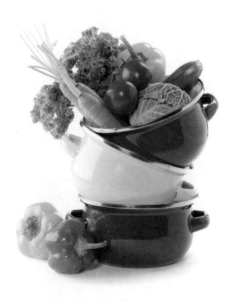

多吃低糖水果

适量摄入新鲜水果可促进尿酸盐溶解、预防尿酸盐结晶形成，有利于尿酸排泄。但其所含的果糖又可升高血尿酸水平，因此痛风患者应注意挑选含果糖较低的水果食用。

多喝水增加尿量

痛风患者每日饮水量应在2000毫升以上，以保证尿量，减少肾和输尿管形成结石。

八成饱

痛风属于代谢综合征，为了避免引起高血压、糖尿病、高脂血症等并发症，应当控制体重。建议节制食欲，保证每餐八成饱。

少吃肥肉、油炸食品

痛风患者的饮食应清淡少油，脂肪摄取过多会抑制尿酸的排泄，应少吃肥肉、油炸食品等含脂肪量高的食物。

控制总热量，保持理想体重

痛风通常不是单独发生的，它往往是肥胖的"跟屁虫"，导致肥胖的最大诱因就是"吃得太多"，而肥胖又是开启痛风大门的钥匙。所以，痛风患者有必要学会计算自己每日摄入的食物热量，保持热量的摄入与消耗之间的平衡，控制好体重，是战胜痛风的基石。

第一步：计算每天所需热量

计算标准体重

标准体重：身高（厘米）-105 = 标准体重（千克）

判断体质类型

体质指数（BMI）是经常用来衡量体重是否超标的重要指标。

BMI= 体重（千克）/ [身高（米）]^2

成年人BMI的评定标准表

等级	消瘦	标准	超重	肥胖
BMI 值	＜ 18.5	18.5 ~ 23.9	24 ~ 27.9	≥ 28

判断日常活动强度

日常活动强度一般分为四种：卧床休息、轻体力劳动、中等体力劳动、重体力劳动。具体的界定方法如下：

劳动强度分级参考表

轻体力劳动	以站着或少量走动为主的工作，如教师、售货员等；以坐着为主的工作，如售票员、办公室职员等
中等体力劳动	如学生的日常活动等
重体力劳动	如体育运动，非机械化的装卸、伐木、采矿、砸石等

查出每天每千克标准体重需要的热量

痛风患者热量供给标准表

劳动强度	每天每千克标准体重所需的热量（单位：千卡）
卧床休息	20 ～ 25
轻体力劳动	25 ～ 30
中等体力劳动	30 ～ 35
重体力劳动	35 ～ 40

计算每天所需总热量

每天所需总热量 = 标准体重（千克）× 每天每千克标准体重需要的热量（千卡）

第二步：把每日所需热量分配到具体食物类别

计算出每天所需热量的数值后，可以参考"三大营养素比例"表，把这些热量分配到各种食物中。

三大营养素比例

三大营养素	主要食物来源	占总热量	每克产热
碳水化合物	糖类、主食、水果等	50% ～ 60%	4 千卡
蛋白质	蛋、肉、禽、鱼、虾、豆、乳制品等	12% ～ 20%	4 千卡
脂肪	植物油、肉、禽、花生、核桃、瓜子等	25% ～ 30%	9 千卡

我们以 1800 千卡的热量为例子，来将这些热量分配到各类食物中：

碳水化合物类 1800 × 55%=990 千卡

蛋白质类 1800 × 17%=306 千卡

脂肪类 1800 × 28%=504 千卡

透过下图的《中国居民平衡膳食宝塔》，很直观地展现了三大营养素的摄入比例。位于宝塔第四、五层均是含有碳水化合物的食物，包括大米、面粉、面包等主食及水果和蔬菜，是每天应该摄入最多的食物。位于宝塔第二层和第三层的是蛋白质的主要来源，包括鸡蛋、牛奶、肉类和鱼类等，这部分食物的摄入量应少于碳水化合物类，但要多于脂肪类。位于宝塔最顶层的是脂肪和盐，脂肪主要包括植物油、动物油等，是每天摄入量最少的食物。

痛风患者在均衡营养的基础上，还要坚持低嘌呤、低热量、低脂肪、低盐及高水分供给的"四低一高"食疗原则，以达到减少外源性尿酸的形成和促进体内尿酸排泄的目的

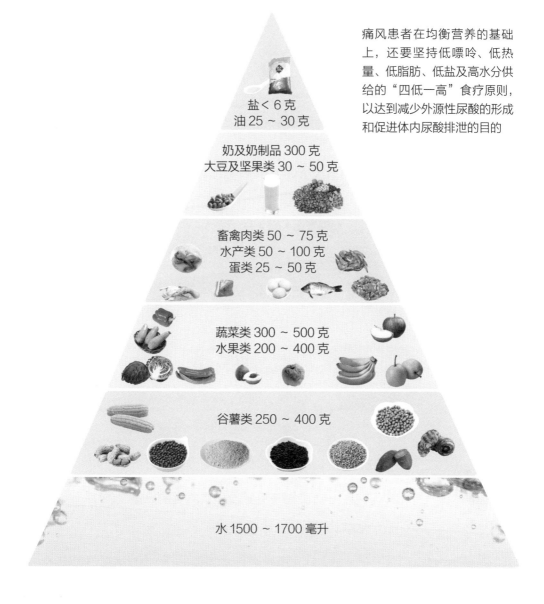

盐＜6克
油 25～30克

奶及奶制品 300克
大豆及坚果类 30～50克

畜禽肉类 50～75克
水产类 50～100克
蛋类 25～50克

蔬菜类 300～500克
水果类 200～400克

谷薯类 250～400克

水 1500～1700毫升

痛风患者热量计算卡

计算标准体重

您的标准体重

身高 _____ 厘米 –105= _____ 千克

判断体质类型

您的BMI

体重 _____ 千克 ÷（身高 _____ 米 × 身高 _____ 米）

= _____

得出的数值查询"成年人BMI的评定标准表"（见23页），得出自己的体形是消瘦、正常、超重还是肥胖。

判断日常活动强度

根据自己的职业，查询"劳动强度分级参考表"（见23页）来判断自己日常的活动强度。

查出每天每千克标准体重需要的热量

根据自己的体形及活动强度，查询"痛风患者热量供给标准表"（见24页），找到自己每天每千克标准体重需要的热量（千卡）。

您每天所需总热量

标准体重 _____ 千克 × 每天每千克标准体重需要的热量 _____ 千卡 = _____ 千卡

第三步：热量摄入与消耗要平衡

肥胖是开启"痛风大门"的钥匙，日本的相扑运动员就是证明饮食与痛风关系的绝佳例子。相扑运动员并不是天生就长得那么胖，而是吃胖的，为使体格壮实，他们通常食用一种什锦火锅，摄取大量的肉类和蔬菜，每顿吃完还要睡上一觉。就是这样的饮食习惯让这些相扑运动员往往在年轻时就患上了痛风，饱受疼痛的折磨。

热量摄入与消耗要平衡

减肥的奥秘其实很简单，就是把控好每天从食物中摄取到的热量与身体所消耗的热量平衡。平衡的饮食加上合理的运动，就是减肥的精髓。而减少食量，防止摄入过多热量，是减肥成功的关键，更是战胜痛风的基石。

保持苗条身材的饮食习惯

1. 每天定时用餐，养成良好的进餐习惯。
2. 专心吃饭，用餐时不宜跟身边的人过多交谈。
3. 进食速度不宜太快，应细嚼慢咽，容易让人产生饱腹感。
4. 蛋白质的摄入量要充足，每天应摄入适量的瘦肉、鱼、蛋。
5. 适量多吃些新鲜蔬菜，以保证摄入充足的维生素和矿物质。
6. 注意限制油脂的摄入量。
7. 每天适量吃些新鲜水果。

一个月减重 2 ～ 3 千克为宜

为使痛风治疗有效，饮食减肥不可缺少。但痛风患者不宜减重过快，如果迅速减低体重，会使尿酸值上升，引起痛风发作。一般来讲，一个月减重 2 ～ 3 千克为宜，这样的减重速度安全而科学。

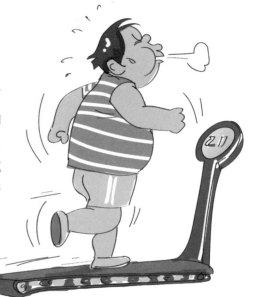

肥胖的人通常尿酸值都高，减轻体重后尿酸值也会随之下降

亲近低嘌呤，适量中嘌呤，远离高嘌呤

嘌呤代谢紊乱是痛风发生的根源。据统计，20～40岁年龄组的患者发病前，90%有经常大量饮酒和嗜好吃肉、动物内脏、海鲜等富含嘌呤类成分食物的习惯。痛风及高尿酸血症患者有必要了解食物的嘌呤含量，这有助于在一日三餐中规避高嘌呤类食物，帮助我们更好地控制病情。

通常，我们把每100克食物中嘌呤含量小于25毫克的食物称为低嘌呤食物，25～150毫克的称为中嘌呤食物，大于150毫克的称为高嘌呤食物。

低嘌呤类食物

每100克食物中嘌呤含量小于25毫克

食物类别	食物名称
谷类	大米、小米、小麦、面条、玉米等
薯类	土豆、芋头等
水产类	海参、海蜇等
蔬菜类	白菜、芥蓝、甘蓝、芹菜、荠菜、韭黄、苦瓜、黄瓜、冬瓜、丝瓜、南瓜、茄子、胡萝卜、青椒、洋葱、番茄、莴笋等
水果类	橙子、橘子、苹果、西瓜、葡萄、草莓、樱桃、菠萝、桃子、李子等
蛋奶类	鸡蛋、鸭蛋、牛奶等
其他类	苏打饼干、麦片、茶等

特别提示：痛风患者应以低嘌呤食物为主，但需注意长期过度低嘌呤饮食会导致营养缺乏，因此也要吃些中嘌呤食物。

中嘌呤类食物

每 100 克食物中嘌呤含量为 25 ~ 150 毫克

食物类别	食物名称
禽肉	鸡肉、鸭肉、鸽子等
畜肉	猪瘦肉、牛肉、羊肉等
水产类	草鱼、鲤鱼、鲫鱼、鲈鱼、虾、螃蟹、鱼丸等
蔬菜	油菜、四季豆、豌豆、韭菜等
豆类及其制品	豆干、豆腐、豆浆、黑豆、绿豆、红豆等
菌藻类	金针菇、海带等

特别提示：处于痛风缓解期的患者可从中选用一份动物性食物（约 50 克）和一份蔬菜（约 100 克），但食用量不宜过多。

高嘌呤类食物

每 100 克食物中嘌呤含量为 150 ~ 1000 毫克

食物类别	食物名称
禽肉	鹅肉、鸭肝等
畜肉	动物的脑、心、肾、肝等内脏，浓肉汁等
水产类	沙丁鱼、鲅鱼、带鱼、鱼干、干贝、贻贝等
其他	香菇、紫菜、酵母、火锅汤等

特别提示：无论是处于急性期还是缓解期的痛风患者，都应尽量不吃高嘌呤食物。

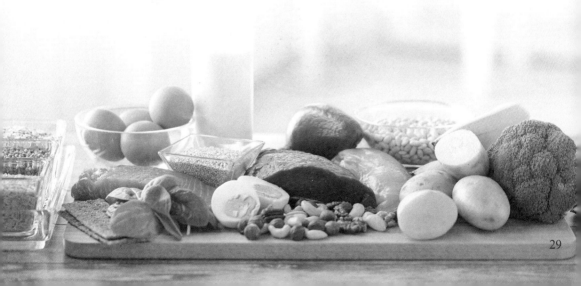

常见低嘌呤食物举例

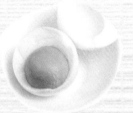

1 个鸡蛋
约含 3 毫克嘌呤

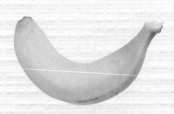

每 100 克新鲜水果嘌呤
含量不超过 20 毫克

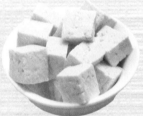

常见中嘌呤食物举例

每 100 克豆腐
约含 56 毫克嘌呤

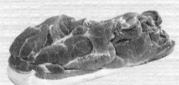

每 100 克猪瘦肉
约含 123 毫克嘌呤

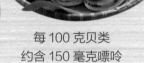

常见高嘌呤食物举例

每 100 克贝类
约含 150 毫克嘌呤

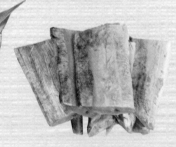

每 100 克带鱼约
含 392 毫克嘌呤

减少嘌呤摄入的烹饪秘诀

合理的烹饪方法能够去除或减少食物中的嘌呤成分，有利于丰富痛风患者的饮食结构。

嘌呤含量高的食物烹饪方法

一、鱼肉类食物

鱼肉类的食物中含有丰富的蛋白质、维生素、矿物质等，经常吃有利于抵御疾病、促进生长、增强免疫。尤其是鱼肉中所含的蛋白质属于优质蛋白质，其必需氨基酸的量和比值更是人体的最佳选择，非常容易被人体消化吸收。

但鱼类和肉类食物通常嘌呤的含量较高，对痛风患者来说，这无疑是一件煞风景的事。如何通过烹饪方法最大限度地减少其中的嘌呤含量，使痛风患者能够科学地进食鱼和肉呢？

研究表明嘌呤是水溶性物质，很容易溶于水，且高温会加速其溶解。所以吃鱼、肉之前，先将其切小块，然后在沸水中焯一下，能够使得鱼、肉中部分嘌呤溶于水中，以减少其中嘌呤的含量。另外，在吃鱼或肉时，只选择吃肉而不喝汤，也能够很好地减少嘌呤的摄入，同时痛风患者也能更好地吸收其含有的营养成分。

清蒸鱼、红烧肉、烤肉烤鱼等方法则没有减少嘌呤的效果，且油炸和烧烤的方法反而增加了油脂的摄入量，不利于病情的稳定和恢复，甚至导致病情加重。

二、豆类食物

豆类被称为"植物肉"，可见其营养丰富。但豆类所含嘌呤也很高，按传统意义，同样不太适合痛风患者食用。但我们可以通过一些烹饪方法来降低其嘌呤含量，再"为我所用"。

1. 做成豆制品

将豆类做成豆制品，如豆腐需经过很多的工序，其所含的嘌呤已经大大降低，从高嘌呤食物变成中嘌呤食物，痛风患者便可以食用。而且在进食豆制品前，若再用水处理一下，还可以再次降低嘌呤的含量，更利于痛风患者食用。

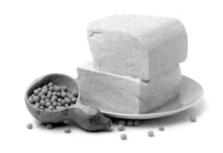

2. 豆浆

将豆类打成豆浆饮用，可增加营养的摄取，同时不会对痛风患者产生不良影响。因为打豆浆要加大量水，豆子中所含嘌呤已被稀释，而且每日喝的豆浆量不会很大，并不会引起嘌呤摄入量的明显增加。

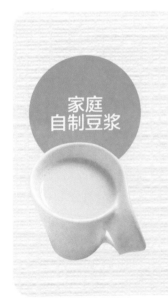

家庭自制豆浆

材料 黄豆 70 克。

调料 白糖适量。

做法

1. 黄豆浸泡 4 ~ 6 小时，捞出，备用。
2. 将浸泡好的黄豆放入豆浆机，加入适量水，加盖按下豆浆功能键。
3. 豆浆煮好后过滤，调入适量的白糖即可。

3. 少量添加于粥中

每天选择少量豆类，在煮粥时加一小把，因为量很少，对痛风患者影响不大，同时还有调节食欲的作用。

选择合适的烹饪厨具

痛风患者要控制每日的热量，均衡各种营养成分的摄取，而厨具在烹饪过程中也会对营养物质产生影响，科学地运用它们，能对健康起到很好的效果。

1. 微波炉或不粘锅

微波炉或不粘锅能减少用油量，从而避免热量摄入过多，还可以减少维生素的流失，对痛风患者而言，此类厨具必不可少。

2. 烤箱

烤箱的好处在于既能除去多余的油、降低热量，又能做出美食，提高人们的食欲。

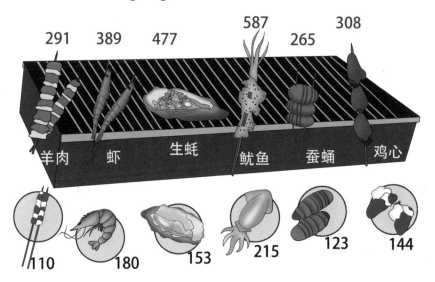

食材烧烤后嘌呤翻倍易致痛风

嘌呤含量（mg/100g）

羊肉	虾	生蚝	鱿鱼	蚕蛹	鸡心
291	389	477	587	265	308
110	180	153	215	123	144

痛风患者每日饮食摄入的嘌呤总量应控制在 200 毫克内

动物性食品本身嘌呤含量就比较高，烧烤后由于丢失了大量水分，嘌呤含量会明显增加，一般会增加 1～2 倍，烧烤类食品在腌制过程中添加调味品也会"增长"食物的嘌呤含量。所以痛风患者最好不吃路边烧烤

合理添加调味品

痛风患者要少用辣椒、咖喱、胡椒、芥末、生姜、鸡精等调味品，以免诱发痛风急性发作。做菜时可加柠檬汁或果醋，比如煎蛋的时候少放点盐，加点柠檬汁就很美味，也很健康。柠檬汁不仅能给菜品增加风味，还可以预防痛风性肾结石。另外，用柠檬汁来调味，还可以增加维生素 C 的摄入。

油：每日摄入 25 ～ 30 克

过多食用油脂会增加肥胖的风险，痛风患者如果合并肥胖会增加对关节的负担。《中国居民膳食指南（2016）》中建议成人每日食用油控制在 25 ～ 30 克（如果是平时使用的白瓷汤匙，一汤匙大约是 10 克油），痛风患者不要超过这个量。

盐：每日摄入 2 ～ 5 克

在家庭烹饪时推荐使用定量盐勺，每餐按量放盐。烹饪时，不要先放盐，最好在起锅前将盐撒在食物上，这样盐附着在食物的表面上，能使人感觉到明显的咸味，又不至于过量。

酱油：看不见的盐

10 毫升酱油相当于 1.6 ～ 1.7 克盐，所以酱油中的含钠量也要计算在每日摄入钠的总量里。因此，如果当天入菜的调味料中有酱油，那就需要减少盐的用量。另外，特别要注意避免过多使用调味酱油，例如菌菇酱油、海鲜酱油等。

鸡精：多数时候无须添加

鸡精含核苷酸，它的代谢产物就是尿酸，所以患痛风者应适量减少对其的摄入。很多菜特别是荤菜，食材本身就含有鲜味物质，在烹饪时不需要再额外添加鸡精。

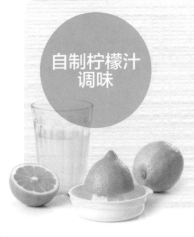

自制柠檬汁调味

材料 柠檬 1 个，凉白开 1/4 杯。

做法

1. 柠檬洗净，去头去尾，切成片，然后榨汁（可以连着柠檬皮一起榨）。
2. 把榨好的柠檬汁掺入凉白开中即可。

制作提示

如果不想口感太酸，可少倒点柠檬汁。

得了痛风需要补充什么营养

摄入植物蛋白，优选豆腐

黄豆含丰富的优质蛋白质，但嘌呤含量较高。可将其制成豆腐，嘌呤含量会大大降低，每100克豆腐大概含有55.5毫克嘌呤，痛风患者可每天食用50克左右，以补充蛋白质。

适当摄入镁元素

镁参与人体内三大产热营养素的代谢和神经传递、肌肉收缩。对于预防痛风而言，镁也有助着特殊作用：镁可以改变酸性体质，调节尿酸代谢，有助于预防痛风，以及缓解痛风症状。

合理补充维生素

维生素对痛风患者来说有积极的意义，如可以降低体内的尿酸含量、减少尿酸的沉积等，痛风患者在饮食上应该多补充维生素含量较丰富的食物，但是也要懂得过犹不及的道理。弄清楚这些后，合理地补充维生素，会对痛风起到积极的作用。

与痛风关系密切的几种维生素

种类	缺乏	充足
维生素C	使得尿酸排泄量减少，诱发痛风发作	降低血液中尿酸水平
维生素D	引起骨骼相关的疾病，如骨质软化、肌肉疼痛	有助于消除结石和痛风石的发生
维生素E	促使细胞核的尿酸化，增加患者的尿酸含量	促进尿酸正常排泄

适当补充膳食纤维

膳食纤维有很强的吸水溶胀性能，吸水后，体积和重量增加 10 ~ 15 倍，既能增加人的饱腹感，又能减少人体对脂肪的吸收，还能预防痛风发作。

同时，膳食纤维中的"果胶"可结合胆固醇，"木质素"可结合胆酸，使其直接从肠道中排出，从而减少膳食中胆固醇的吸收率和胆酸的重新吸收量，由此降低总胆固醇水平，净化血管，减少痛风性高脂血症的发生。

此外，膳食纤维还能延长食物在肠道中的停留时间，降低葡萄糖的吸收速度，使餐后血糖不会急剧上升，有利于改善痛风性糖尿病。

痛风患者可以吃的高叶酸食物

单位: 微克 /100 克

食物名称	叶酸含量	食物名称	叶酸含量
南瓜	267	油菜	170
圆白菜	240	菜花	93.3
西蓝花	210	芒果	94
芦笋	190	香蕉	27

钾有助于尿酸排泄

人体内的矿物质中，钾的含量仅次于钙、磷，居第三位。钾还是人体内电解质的主要成分，在维持细胞内外渗透压及酸碱平衡中起重要作用，是保持酸碱平衡、维持神经和肌肉兴奋性不可缺少的元素。对痛风患者来说，钾可减少尿酸沉淀，有助于排出尿酸。所以，痛风患者可多吃高钾食物。

痛风患者可以吃的高钾食物

单位：毫克 /100 克

食物名称	钾含量	食物名称	钾含量
银耳（干）	1588	板栗	442
海带（干）	761	荞麦	401
干木耳	757	土豆	342
葵花子仁	547	香蕉	256

补钙可以增加尿钠排泄

钙有排钠、利尿作用，能增加尿钠排泄，减轻钠对血压、血尿酸的不利影响。另外，合理补钙可降低外周血管的阻力，并使外周血管扩张，因此补钙具有降压的作用，有助于预防痛风合并高血压。研究还发现，三餐饮食中钙摄入较多的人与钙摄入不足的人相比，肾结石危险性减少 1/3，有助于预防痛风性肾结石。

痛风患者可以吃的高钙食物

单位：毫克 /100 克

食物名称	钙含量	食物名称	钙含量
芝麻（黑）	780	芥菜	230
素鸡	319	苋菜（紫）	178
豆腐干	308	豆腐	164
荠菜	294	牛奶	104
花生米（炒）	284	柠檬	101

补充 ω-3 脂肪酸可以保护心血管

　　高尿酸血症常与各种代谢性心血管危险因素伴发，高尿酸血症是心血管疾病的危险因素，且很可能是心血管疾病的独立危险因素。所以，痛风患者是心血管疾病的高发人群，而 ω-3 脂肪酸（属于多不饱和脂肪酸）对心血管系统具有保护作用，还能减少关节僵硬和关节疼痛。

　　食用油是人体脂肪的主要来源，痛风患者平时用油时，要适当搭配一些食用油，如富含 ω-3 多不饱和脂肪酸的食用油，应把这些油作为日常用油的选项之一，并且常和其他油类换着吃。比如，亚麻籽油味道不佳，单用时口感不怎么好，如果和香油按 1：1 混合，拌出来的菜不仅味道较好，而且更有营养。

　　尤为一提的是，海产品中通常富含不饱和脂肪酸，因此，痛风患者不应一概而论地忌食海产品，而应根据不同海产品嘌呤含量而定，忌食嘌呤含量高的海产品，适当进食低嘌呤、中嘌呤海产品。

　　最后需提醒的是，对于合并心血管疾病的痛风患者，更应注意补充不饱和脂肪酸。

植物油	油脂归类	适合烹调方法
亚麻籽油	ω-3 多不饱和脂肪酸的含量很高	凉拌、蒸
紫苏籽油	ω-3 多不饱和脂肪酸的含量很高	凉拌、蒸、快炒
花生油	各类脂肪酸较为均衡的油	炒、煎、煮、炖
香油	各类脂肪酸较为均衡的油	凉拌、煮

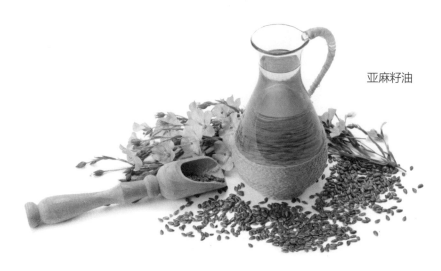

亚麻籽油

九大饮食误区，痛风患者别踏入

误区 1 动物性食物就是高嘌呤食物

动物性食物包括鱼类、肉类以及蛋奶等食物，它们所含的蛋白质、脂肪、维生素、矿物质等较丰富，其中很多食物含有大量嘌呤，如动物的心、肝、肾等内脏以及大多数鱼类等，痛风患者如过多地食用，对自身的健康不利。肉汤嘌呤含量极高，即使病情较轻的痛风患者也不能喝。

但是，牛奶、蛋类虽然是动物性食物，却是低嘌呤食物，其必需氨基酸的含量也非常可观，对痛风患者来说，既能增加营养补充，还能缓解病痛，此类食物是可以放心吃的。

当然，痛风合并其他疾病的患者应根据自身情况，合理进食，如血糖高的患者要注意糖分的摄入。

误区 2 最好多吃粗粮

粗粮因为含有丰富的膳食纤维，能够帮助降低血脂、减肥瘦身，还可以减轻胰岛素抵抗等。大多数痛风患者伴有代谢综合征，因此他们认为多吃粗粮能够防止痛风合并症的发生，有利于身体健康。

事实上，膳食纤维虽然可以改善代谢综合征，调节人体代谢情况，但粗粮中，含有的嘌呤相对较多，过多吃粗粮不但对痛风患者不利，反而会引起尿酸升高，给痛风患者带来更大的打击。因此，痛风患者主食应以细粮为主，选择性地摄入嘌呤含量低的粗粮，常见的小米、玉米等都是很好的选择。

对于单纯的痛风患者，粗粮的摄入量控制在每天 50 克为宜。部分对粗粮非常敏感的痛风患者，要少吃或不吃粗粮。

误区3 蔬菜全部可以放心吃

大部分蔬菜的嘌呤含量很低，痛风患者在食用时不需要顾虑太多，可以放心食用，供给机体维生素、矿物质、膳食纤维等物质，有利于缓解和控制病情。

但不得不说的是，有些蔬菜甚至比肉类的嘌呤含量都高，如有些豆类。另外，香菇、豆苗等蔬菜嘌呤含量也较高。因而，痛风患者将蔬菜等同于低嘌呤食物的看法是片面的，而且，即便蔬菜的嘌呤含量不高，也不意味都能随便吃，如菠菜。菠菜中含草酸，如果同时食用含钙丰富的食物，如豆制品容易形成草酸钙沉淀，不利于钙质吸收，还会增加患结石的概率。

痛风患者尤其在急性发作期间，除了限制嘌呤含量高的动物性食物外，部分嘌呤含量高的蔬菜也应该注意，同时还要注意一些蔬菜的搭配是否合理，以免出现不良情况，不利于身体健康。

误区4 痛风患者只能吃素食

痛风患者选择素食能够很好地控制尿酸，还能降低高血压、糖尿病、高脂血症等疾病的发生。但素食并非没有弊端，营养不均衡就是其中很重要的一方面，如缺乏人体必需氨基酸、B族维生素等，从而导致相关疾病的发生。

因此每天必须进食一定的荤食，如蛋类、奶类等，以保证营养供应。另外，还应适当添加辅助食品，如木耳、芝麻酱、核桃等，保证充足的钙、铁等元素的摄取。

素食方式	食物选择
全素素食	不吃所有动物和与动物有关的食物
蛋奶素食	动物性食物中只吃蛋和牛奶
奶素食	除牛奶外，所有动物性食物均不食用
果素食	除水果、核桃、橄榄油外，其他食物均不食用

误区5 痛风了就不能吃海产品

海鲜与肉类一样，因大部分嘌呤的含量较高，很多痛风患者不敢"越雷池一步"。事实上，不是所有的海产品都是痛风患者的大忌，痛风患者也可以有选择地进食。常见的如海蜇、海藻、海参等，它们所含的嘌呤甚至比大米的含量还低，因此，痛风患者是可以选择性地食用的，关键是做好日常饮食管理。

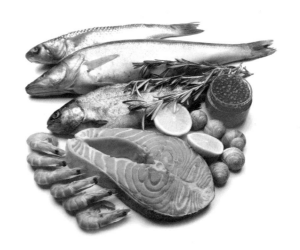

误区6 食用排酸的肉不会引起尿酸升高

冷却排酸肉是指在1小时内，将屠宰后的动物送入预冷间一段时间，使肉质发生变化，蛋白质被分解成氨基酸，在排空体液并去除有害物质后，通过进一步杀灭细菌，最终达到成熟期，其营养价值大大提高。

经过预冷排酸的动物的肉，酸度会下降，抑制了动物体内微生物的含量，减少了对人体有害物质的释放。但是排酸肉只是乳酸含量减少，蛋白质及核酸的量没有减少，因此，食用排酸肉同样可以导致体内尿酸水平的升高。

误区7 绝不能吃豆制品

只要控制好一天食物中的嘌呤总量，适量食用豆浆和豆制品来替代肉类，是有益健康的食物选择。需要强调的是，肾功能减退者需限制豆制品的摄入量。

豆浆在制作过程中，嘌呤含量的确基本上没有损失。不过，一杯豆浆的嘌呤总量是不多的，如果喝五谷豆浆，嘌呤含量还要少得多。所以，喜欢喝豆浆的痛风患者，在痛风缓解期，喝一杯豆浆是没有问题的，只是要注意，在喝豆浆的同时，相应减少肉类的摄入量。

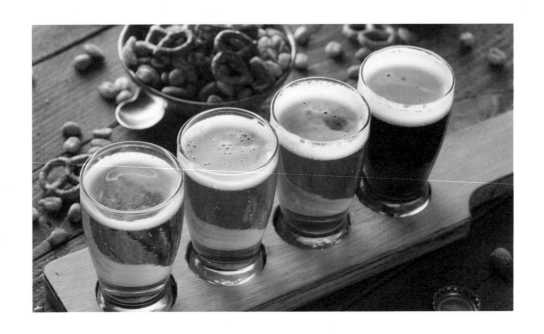

误区 8　痛风患者一定要滴酒不沾

啤酒、黄酒等酒中本身嘌呤含量就不低，而且酒精进入人体后会生成乳酸，它会竞争性地通过尿液排出体外，这样就造成尿酸的排出受阻，从而导致体内尿酸升高，引起高尿酸血症，因此痛风患者最好不要喝酒。

但实际情况是，适量饮用些葡萄酒则是可以的。

葡萄酒是一种碱性的饮品，含有丰富的柠檬酸，能帮助预防和纠正酸中毒以及能发挥利尿排毒的作用，对心脏的健康也有一定好处。另外，近年来也有研究发现，适量饮用红酒有助于防止肾结石。

误区 9　吃得越少就越好

有些痛风患者发现，暴饮暴食后会引起痛风发作。于是，得出"吃得越少越好"的结论，进行节食，殊不知，这种做法是错的。

痛风患者在初期确实要避免进食高嘌呤的食物，但是在病情稳定以后，在少吃高嘌呤食物的同时，也要均衡饮食，不是吃得越少越好。因为如果痛风患者故意节食，人体能量摄入不足，身体只能通过燃烧体内原有的脂肪来获取能量，脂肪代谢所产生的大量酮体容易阻止尿酸从肾小管排泄，从而导致尿酸水平增高，诱发痛风性关节炎急性发作。可见，痛风患者万万不能盲目节食。

痛风患者节日外出就餐攻略

节假日闲暇之余，很多人都喜欢找个街边的小店简单吃一下，或拜亲访友热闹一番，或外出旅游吃吃烧烤。不过，对于痛风患者来说，在外吃饭可不能马虎。

点菜的学问

- 尽量选口味清淡的餐馆。
- 尽量少选肉类、海鲜等高嘌呤食物，多选低嘌呤食物。
- 不要点啤酒或黄酒等酒类，最好点白开水、茶水等。
- 点餐时尽量选那些一看菜名就能了解食材用料的菜。如果选"蚂蚁上树"这类食材隐晦的菜时，要问清菜肴的食材组成，尽量控制嘌呤的摄入。
- 适量进食，不要暴饮暴食。

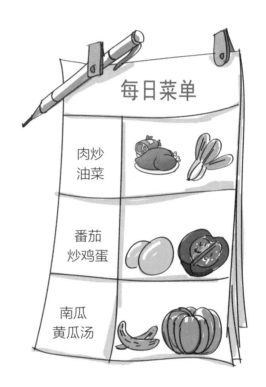

夏季外出就餐要点

在夏季，人们喜欢外出就餐，点点儿凉菜什么的。痛风患者在吃凉菜时，需要留意菜的外观、颜色、气味等。

- 菜品不是食材本身的颜色则应慎重购买或食用。
- 有异味的凉拌菜最好不要买、不要吃。
- 当心高糖食物，其代谢过程容易增加脂肪，影响嘌呤代谢，成为诱发痛风的重要因素。
- 注意选择低嘌呤食材。

外出旅行的饮食要点

外出旅行会打乱日常的生活规律，如果在旅行过程中饮食不当，则很容易导致血尿酸波动，从而使病情加重或引起痛风急性发作。

因此，外出旅行中，痛风患者应注意自己的饮食。

- 出发前，确保自己的血尿酸控制在较满意的水平，不在急性发作期，并且可耐受一定的运动强度，按时睡眠，定时、定量进餐。
- 不要因为赶时间而放弃吃饭，这种不良的饮食习惯会导致血尿酸的波动比较大，也易引发其他的疾病，如贫血等。
- 不要"海吃海喝"。暴饮暴食非常容易导致嘌呤的摄入量过高，加重病情；另外，伴有高血压、糖尿病、高脂血症的痛风患者，更要谨慎。
- 保证足够的饮水量。旅行期间，体内水分的消耗难免增加，为了补充足够量的水分，痛风患者应多喝水，保证基本的生理需要之外，还应考虑增加尿量，帮助尿酸排泄。

节假日饮食指南

在节假日期间，人们经常出门走亲访友，难免会被美味伤身，痛风发作时有发生。除了痛风患者本身的体质或疲劳等因素外，吃海鲜或动物内脏、喝酒、喝汤等都是引起痛风发作的重要因素。

由于很多美味的食物嘌呤含量较高，对人们的诱惑也较大，很容易使痛风患者的血尿酸升高，导致痛风急性发作。

因此，在节日期间，痛风患者既要控制好病情，也要注意饮食。

- 选择低嘌呤饮食。胆固醇高的痛风患者，在就餐时最好不要喝汤。排骨汤、鸡汤等肉类的汤中含有大量的嘌呤以及脂肪和胆固醇，对痛风患者的健康是异常凶险的。
- 避免过量饮酒，最好不饮酒，可以以茶代酒，淡茶为宜。
- 少吃甜食。糖类会引起尿酸升高，痛风患者可以选择性吃些水果。如每天吃 300 克左右的水果，除了可以帮助补充营养外，其所含果糖量也不高。

围坐吃火锅有诀窍

吃火锅时，哪些任性吃法可能让痛风"更痛"？又有哪些技巧讲究可以有效规避"健康陷阱"？

先涮菜，后涮肉，少吃动物内脏

痛风患者可以适当吃些火锅，吃时先涮菜后涮肉，这样不仅有利于控制肉和热量的摄入，还能避免摄入过多的嘌呤。

鸭肝、鸭心、猪肾、鸡心等是很多火锅爱好者的必点配菜。而这些又属于高嘌呤食物，痛风及高尿酸血症患者应避免食用。

以低嘌呤为主，控制进食总量

火锅配菜中，虽然芦笋、豆制品、蘑菇等食物每百克嘌呤含量在 75 毫克以下，算是嘌呤含量相对较少的一类食物。但要强调的是，菌类及豆制品虽然单位嘌呤含量并不高，但涮火锅时很容易食入过多，同样也会导致嘌呤摄入超标。

常见火锅配菜中，嘌呤含量低的是生菜、莜麦菜、圆白菜等叶菜，另外土豆、萝卜、番茄、蛋类食物嘌呤含量也很低，痛风及高尿酸血症患者吃火锅不妨多涮些这类食物。痛风患者吃火锅时应尽量选择清淡蘸料，避免味重辛辣，刺激胃口。值得注意的是，芝麻酱、香油等配成的蘸料热量很高，很容易导致肥胖，要严格控制摄入量。

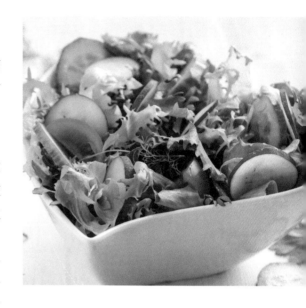

选择清淡蘸料，搭配弱碱饮料

单纯的芝麻酱或香油属于低嘌呤的，可以放心食用，调料种类不宜过多，切忌放海鲜酱之类。若蘸料太黏稠了，可以加点白开水。

痛风患者吃火锅时切忌饮酒，尤其是啤酒。饮品不妨选择苏打水，苏打水中含碳酸氢钠能促进尿酸的排泄。还有清淡茶水，可以起到一定的中和作用，这些碱性饮料均有利于高尿酸血症状的缓解。当然，吃火锅时也可以多喝纯净水或是普通白开水。

捞夹沥净汤汁，汤底千万别喝

吃火锅时，涮肉后的锅底实际上相当于肉汤，这是一种嘌呤含量超高的食物。涮煮时间越久，嘌呤含量就越高。因此，痛风及高尿酸血症患者在吃火锅时，捞夹食物时应尽量沥净锅底汤汁，不要贪图鲜美，去尝试喝汤汁。

痛风患者饮品选择攻略

白开水

　　白开水是痛风患者最好的选择，但如何饮用也是有讲究的。痛风患者每天应该喝水2000～3000毫升，以稀释血液，促进尿酸排泄。

　　要养成主动喝水的习惯，不要等到口渴时才喝，口渴是大脑对体内缺水的信息反馈，如果等到口渴才喝，身体已经缺水，血尿酸浓度已上升，对病情的发展不利。

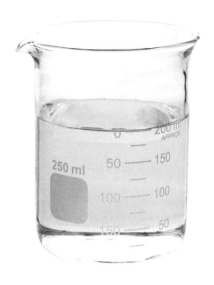

- 肾功能正常者，每日饮水应达到2000毫升以上。肾功能正常且伴有肾结石者，每日饮水量最好达到3000毫升。对于肾功能不好的患者，则另当别论，因为大量饮水会增加肾脏的负担，容易导致水肿。
- 最佳时间：饮水最佳时间是两餐之间、夜间（指晚饭后45分钟至临睡前一段时间）和清晨（指起床后至早饭前30分钟这段时间）。
- 最好是温水，温水不会刺激胃肠道，不易造成血管剧烈收缩。最好小口小口地喝。
- 临睡前适量饮水能防止尿路结石的发生。

咖啡和茶

　　咖啡可降低血尿酸水平，所以，对于习惯饮咖啡的痛风患者，可不必戒掉。但不主张通过大量饮用咖啡来降低血尿酸水平，因为咖啡的降尿酸作用轻微，而大量饮用咖啡可导致血钙丢失，增加骨折的风险。

　　注意，喝咖啡时不要放太多的白糖和奶精，并且不要冲泡得太浓。

苏打水

痛风病发与血液中尿酸浓度过高有直接关系，最简单的办法就是碱化尿液，促进尿酸排泄。所以，直接饮用苏打水能起到较好的效果。

不过，市面上卖的苏打水分为天然苏打水和人工合成苏打水。天然苏打水中含有多种成分，其中就有碳酸氢钠，即俗称的"小苏打"。而人工合成苏打水，可能只含有碳酸（水和二氧化碳）和其他添加成分，而不含碳酸氢钠。

合并高血压患者，就要慎饮苏打水了，因为苏打水中含有较多的钠，而治疗高血压则需要减少钠的摄入。

汤类

在我们常喝的汤类中，那些慢火细熬的荤汤，如鸡汤、排骨汤、羊肉汤等，都含有很高的嘌呤，痛风患者是不适合饮用的。但是像蔬菜汤、鸡蛋汤等，嘌呤含量就很低，可以尝试做一些来解馋。

此外，各种谷物的粥汤都是不错的选择，比如稀薄的小米粥、燕麦粥、玉米粥等，熬煮的时候多加点水，盛最上面的部分来当汤喝，既能有效补充水分，又能增加维生素和钾元素的摄取。

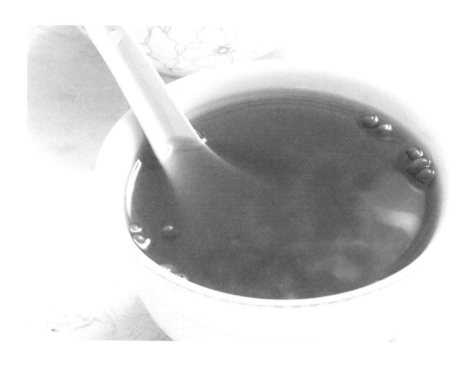

蔬菜汁与果汁

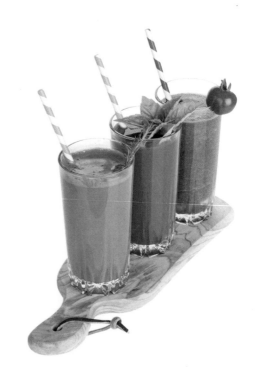

如果是家中自制的蔬菜汁或果蔬汁，别放太多糖对身体是有益的，但如果是市售的果蔬汁，就要关注其糖分是否过高了。对于痛风患者来说，在果蔬汁中减少甜味水果，而增加蔬菜的数量，总是不会错的。

虽然蔬果中的维生素C等对降低血尿酸水平有利，但如果糖分含量较高，过多食用或饮用，都会引起肥胖和代谢紊乱，从而增加痛风的风险。

甜味饮料

一些市售饮料之所以很甜，主要是因为掺入了大量糖浆，糖浆富含果糖。不论健康人还是痛风患者，食用大量果糖后均可引起尿酸升高，痛风患者尿酸升高的幅度更为明显。原因在于血液中果糖含量上升，会导致腺嘌呤核苷酸分解加速释放出嘌呤，加速尿酸的合成。因此，痛风患者应该抵制"甜蜜的诱惑"，向甜味饮料说不。

此外，果糖还会加重脂肪堆积，增加胰岛素抵抗，使尿酸排泄减少，所以血尿酸水平就更高了。痛风患者喝饮料不能只关注嘌呤，含糖的饮料增加血尿酸水平的本领，可不逊色于烈酒。

选购饮品时注意看配方

建议痛风患者在平时选购饮料的时候必须看清楚饮料的配方，如果饮料配方中含有不利于痛风疾病患者的成分（如果糖），建议您最好别饮用，以免造成不利的影响。

如何配餐能减轻抗痛风药的不良反应

胃肠道反应

对于抗痛风药引起的胃肠道反应，痛风患者的饮食应遵循以下原则：

- 饮食宜清淡、易消化。
- 少吃辛辣刺激性的食物，如辣椒、咖喱、浓茶等，这类食物能刺激胃酸的分泌，诱发或加重胃黏膜损伤。
- 避免粗糙坚硬的食物，如花生、瓜子、煎饼等，不利于胃肠的消化，同时还可能对胃造成摩擦，对胃肠道不利。
- 适量多食养胃、助消化的食物。常见的有山药、牛奶、糯米、土豆等。
- 出现腹痛、腹泻等症状时，宜选择健脾益胃的食物，石榴、陈皮、莲子都是不错的选择；与此同时，鸡蛋以及油腻的食物应忌食。
- 某些食物有辅助治疗慢性胃炎、胃溃疡的作用，可以适量多食。如葡萄干煮粥，小米、淮山药煮粥食用，都是很好的方法。

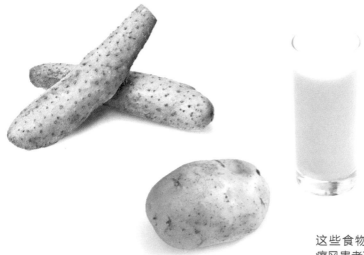

这些食物都对胃肠道有益，
痛风患者可适当增加进食量

骨髓抑制

骨髓抑制的主要表现为白细胞、血小板的减少，除了药物的治疗外，痛风患者还要注意自己的饮食，避免病情的恶化。

- 适当增加有生血作用的食物的摄入量。常见的此类食物有桂圆、木耳、鲤鱼、红枣等。
- 适当增加蛋白质、维生素的摄取，同时多饮水，保持大便通畅，促进有害物质的排泄。

肝功能损害

痛风患者肝功能受损时，饮食上需要注意下面几点：

- 多进食 B 族维生素含量丰富的食物。因为 B 族维生素能修复肝功能，防止肝脂肪变性。主要包括米面类主食、各类蔬菜、某些水果，如橘子、香蕉、葡萄、梨、核桃、猕猴桃等。
- 富含维生素 C 的食物宜多食。维生素 C 参与体内的多种生化反应，可调节肝细胞功能，增加肝细胞抵抗力。
- 多食具有补肝养肝作用的食物，如甜菜、荠菜、桑葚等。
- 忌食油腻、辛辣刺激的食物。

常用抗痛风药物主要不良反应表

药物	胃肠道反应	头痛	皮疹	肾功能损害	骨髓抑制
吲哚美辛	√	√	√	√	√
布洛芬	√	√		√	
双氯芬酸	√	√	√	√	√

注：胃肠道反应有恶心、呕吐、腹痛、腹泻。

第**2**章

选对食物，
让尿酸平稳不飙升

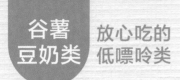

推荐用量 每日 50 克（生大米）

嘌呤含量 18 | 低 | ★☆☆

大米

促进尿酸排出

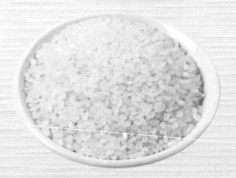

主要营养素 每100克含量	碳水化合物	蛋白质	钾
	77.9 克	7.4 克	103 毫克

营养功效

平常用来做饭的普通大米又称粳米。大米含有人体必需的淀粉、蛋白质等营养成分，可以提供人体所需的营养和热量。中医认为，米汤能够补液添精，对患者、产妇和老人最为适宜。当有咳嗽等症时，可以喝一些大米熬煮的米汤。

需要提醒的是，米汤要黏稠才有效，不能太稀。

降尿酸关键营养成分

碳水化合物 ☑ 钾 ☑

对痛风和并发症的益处

增加尿酸排泄。大米含有的钾、镁等，可有效碱化尿液，增加尿酸在尿液中的溶解度，促进体内尿酸排出体外。

这样吃才健康

1 痛风患者最好选择精大米，食用的时候可选择蒸、焖的方法。

2 大米粥煮至八成熟时，加入适量牛奶可健脾益胃，生津润肠。

注：本书中食材名称上的嘌呤含量指每100克食材所含的嘌呤量（单位为毫克）。

痛风调养食谱

二米饭

材料 大米 100 克，小米 30 克。

做法

1. 大米、小米淘净。
2. 在电饭锅中加入适量清水，放入大米和小米，按下煮饭键，煮熟后不要马上开盖，再闷一小会儿。

烹饪小帮手 可将小米用黑米代替。黑米有补气益血的功能，很适合身体虚弱的痛风患者食用。但要注意嘌呤含量有所升高，痛风急性发作期患者不宜食用。

冬瓜粥

材料 冬瓜 200 克，大米 60 克。

做法

1. 大米淘洗干净；冬瓜洗净，切块。
2. 将冬瓜块和大米放入锅中，加水 1000 毫升，先大火煮沸，改小火慢炖，至瓜软米熟粥稠即可。

烹饪小帮手 做大米粥时，不要放碱，以免破坏所含的维生素 B_1。

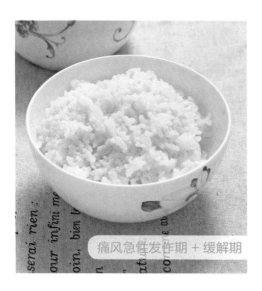

痛风急性发作期 + 缓解期

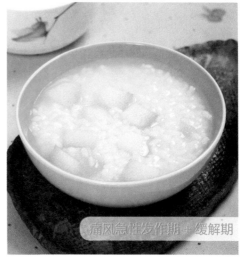

痛风急性发作期 + 缓解期

专家连线

体内钠过高会诱发痛风，须慎食

腌制食品、话梅、面包、饼干、碳酸性饮料、皮蛋、板鸭、香肠、火腿、豆腐脑、豆干、橄榄、罐装的番茄汁、罐装的玉米、罐装的泡菜等食物含钠均较高。痛风患者平时食用时需谨慎。

注：本书菜谱用量为 2～3 人份。

小米

利于水液代谢，帮助排尿酸

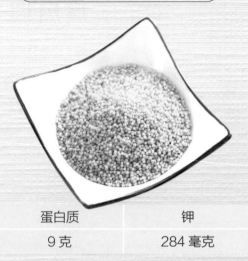

主要营养素 每100克含量	碳水化合物	蛋白质	钾
	75.1 克	9 克	284 毫克

营养功效

　　小米中蛋白质、碳水化合物的含量很高，由于小米通常无须精制，因此保存了较多的营养素和矿物质。小米具有滋阴养血的功效，有助于恢复体力。其对抗腹泻、呕吐、消化不良及糖尿者都有帮助。

降尿酸关键营养成分

钾 ☑　蛋白质 ☑

对痛风和并发症的益处

　　帮助肾脏排尿酸。小米性味甘咸而凉，有滋养肾气、和中健脾、下气除热的功效，现代研究表明，小米还是高钾低钠食品，有利于体内水液代谢，帮助肾脏排尿酸。此外，小米还属于低嘌呤食物，经常食用，对预防和治疗痛风有一定的辅助功效。

这样吃才健康

1 小米与燕麦搭配食用，可调节代谢，促进尿酸排泄，预防高尿酸血症。

2 小米搭配大枣，能够健脾养胃、调节血压。

3 煮小米粥时，可少量添加莲子或红豆，莲子固肾，红豆利尿，这些都有利于痛风的防治。

4 小米粥表面漂浮的一层形如油膏的物质为"米油"，千万不要浪费。中医认为，它对脾虚久泻、食积腹泻、小儿消化不良有很好的缓解功效。

痛风调养食谱

小米大枣粥

材料 小米 100 克，大米 25 克，大枣 4 颗。

调料 红糖少许。

做法

1. 小米和大米分别淘洗干净，浸泡 30 分钟；大枣洗净，去核。

2. 锅内放小米、大米、大枣，加清水大火烧开后转小火煮至米粒开花，放红糖熬煮 2 分钟即可。

烹饪小帮手 枣提前泡软会更好煮。

燕麦小米豆浆

材料 红豆 50 克，燕麦片、小米各 25 克。

调料 冰糖少许。

做法

1. 红豆用清水浸泡 4 小时，洗净；燕麦片淘洗干净；小米洗净。

2. 将上述食材倒入豆浆机中，加水至上、下水位线间，按"豆浆"键，煮至豆浆做好，加冰糖化开即可。

烹饪小帮手 还可以加几片玫瑰花瓣，有柔肝醒胃、舒气活血、美容养颜的功效。

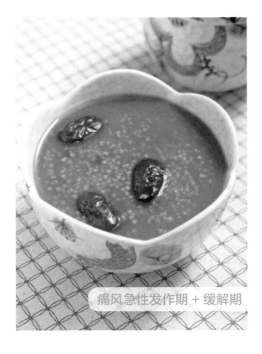

痛风急性发作期 + 缓解期

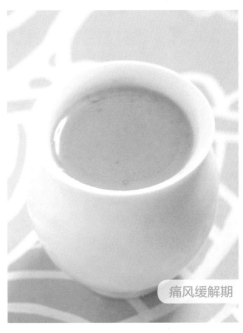

痛风缓解期

嘌呤含量 18 低 ★☆☆	推荐用量 每日 50 克（生糯米）

糯米

补气益肾，利于痛风治疗

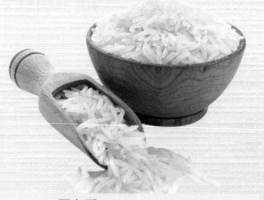

主要营养素 每 100 克含量	碳水化合物	蛋白质	钾
	78.3 克	7.3 克	137 毫克

营养功效

糯米含有蛋白质、脂肪、钙、磷、铁、维生素 B_1、维生素 B_2 等，营养丰富。糯米对于哮喘、支气管炎等慢性病患者，恢复期的患者及体虚者，都是一种很好的营养食品。中医认为，糯米补中益气（补脾气、益肺气），其中血糯米的补益功效更佳，有补血旺血的作用，民间多用来酿酒，有补血虚之效。

降尿酸关键营养成分

碳水化合物 ☑ 钾 ☑

对痛风和并发症的益处

有助病情康复。糯米有补中益气、健胃补肾的作用，且嘌呤含量低，可缓解痛风症状，适合痛风患者经常食用，帮助患者强身健体。

这样吃才健康

1 煮糯米粥时，不要用冷的自来水煮，由于水中含有氯，会破坏糯米中的维生素，如维生素 B_1。痛风患者食用糯米时，最好选择白开水煮食，减少对维生素的破坏。

2 糯米磨成浆，加入适量蜂蜜服用，对少食欲吐患者有很好的调理作用。

3 糯米有缩小便之功，痛风患者最好是煮粥食用，以补充更多的水分。煮粥时，可适量添加红豆、杏仁、核桃、大枣、百合、枸杞子等，其中的核桃、枸杞子等都有养肾的作用，有助于痛风患者预防肾病。

4 红枣有健脾和胃、祛风的作用，搭配糯米一同服用，有温中祛寒的功效，还可改善脾胃气虚。

痛风调养食谱

红枣莲子糯米粥

材料 莲子 20 克，糯米 100 克，红枣 10 克。

调料 白糖适量。

做法

1. 莲子去皮、去心，洗净；糯米洗净后，浸泡 30 分钟；红枣洗净、去核。

2. 锅中加水，烧开，放入备好的莲子、糯米和红枣。

3. 用小火熬煮成粥，出锅前加入白糖调味即可。

糯米饼

材料 糯米粉 300 克。

调料 白糖适量。

做法

1. 白糖加温水搅拌至化；糯米粉倒入盛器中，淋入糖水和适量清水，和成软硬适中的面团，盖上湿布，醒发 30 分钟。

2. 将醒发好的面团搓长条，揪成大小均匀的剂子，按扁，擀成小薄饼形，制成饼坯。

3. 锅置火上烧热，倒入适量植物油，下入饼坯，煎至熟透且两面金黄即可。

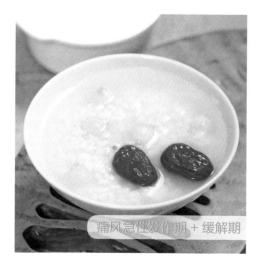

痛风急性发作期＋缓解期

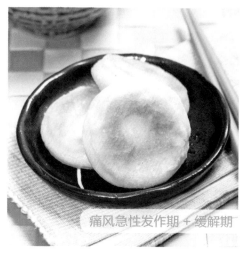

痛风急性发作期＋缓解期

• 专家连线 •

痛风治疗半年就能重回美食怀抱？

药物治疗后，即便尿酸达到正常水平，对美食也不能完全放开。很多患者错误地以为，只要尿酸降到正常值以后就可以不用药了。事实上，痛风的维持治疗还应持续几年，直到尿酸水平常年处在 300 微摩尔／升以下，才可停药。这意味着身体组织内的痛风石、痛风结节基本已经消失，日后复发的可能性大大降低，才能放心享受美食。

嘌呤含量 9 低 ★☆☆   推荐用量 每日 70 克

玉米

利尿除湿，避免
体内尿酸堆积

主要营养素 每100克含量	碳水化合物	蛋白质	维生素 B₁
	22.8 克	4.0 克	0.16 毫克

营养功效

玉米含有膳食纤维、蛋白质、磷、淀粉、钾、B 族维生素等营养物质，能为痛风患者提供丰富的营养。玉米富含不饱和脂肪酸，尤其是亚油酸的含量高达 60% 以上，它和胚芽中的维生素 E 协同作用，可降低血液胆固醇浓度，并防止其沉积于血管壁。

降尿酸关键营养成分

碳水化合物 ☑ **膳食纤维** ☑

对痛风和并发症的益处

利尿减压。玉米嘌呤含量很低，中医认为其可利尿除湿，利尿的同时可将体内的尿酸带出体外，避免尿酸在体内沉积，缓解关节疼痛，适宜痛风患者食用。

这样吃才健康

1 蒸煮玉米可最大限度地激发其抗氧化剂的活性，更有利于痛风患者吸收其营养。

2 吃玉米时，应把玉米粒的胚芽全部吃进去，因为玉米的许多营养都集中在那里。另外，玉米中的蛋白质缺乏色氨酸，与富含色氨酸的豆类搭配食用，可弥补这一缺陷。

3 在煮玉米时，最好留些玉米须，因为玉米须利尿效果非常好，有助于痛风患者排尿酸。

痛风调养食谱

玉米菠菜粥

材料 菠菜 100 克，玉米面 150 克。

调料 盐、花椒粉各适量，香油 3 克。

做法

1. 菠菜择洗干净，放入沸水中焯一下捞出，冷水里过凉，沥干，切末。

2. 挑出玉米面中的杂质，将玉米面用冷水调成没有结块的稀粥状。

3. 将调好的玉米面水倒入锅内，加入适量的水，煮成稠粥，放入菠菜末、盐、花椒粉和香油调味，即可食用。

烹饪小帮手 可以将菠菜换成生菜，后者有辅助镇痛催眠、降低胆固醇、抗病毒等作用，很适合痛风患者食用。

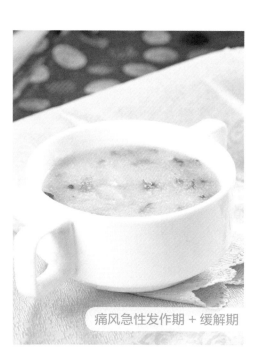

痛风急性发作期 + 缓解期

玉米红豆饭

材料 红豆、玉米糁各 50 克，大米 100 克。

做法

1. 红豆、玉米糁、大米分别淘洗干净；大米浸泡 20 分钟；玉米糁浸泡 4 小时；红豆浸泡一晚，用蒸锅蒸熟，待用。

2. 用电饭锅做米饭，可先将浸泡好的玉米糁、红豆入锅煮开，约 15 分钟后加入大米做成饭，如用高压锅可一同下锅，做成米饭即可。

烹饪小帮手 可根据自己喜好，适当调整大米与玉米糁的比例，一般（3 ~ 5）: 1 蒸出来的饭口感较好。

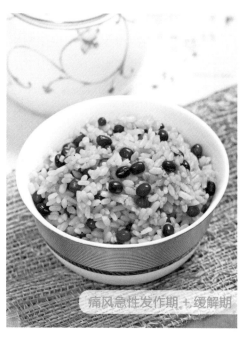

痛风急性发作期 + 缓解期

嘌呤含量	<25	低	★☆☆

推荐用量 每日 60 克（生荞麦）

荞麦

有助于痛风患者调节血糖

主要营养素 每 100 克含量	碳水化合物	镁	钾
	73.0 克	258 毫克	401 毫克

营养功效

荞麦含蛋白质、膳食纤维、碳水化合物、钾、镁及 B 族维生素、维生素 E 等营养成分。荞麦中的膳食纤维能促进有毒物质的排泄，调节血清的总胆固醇的含量。荞麦中的维生素 E，具有较强的抗氧化作用，可抑制和消除人体内过剩的自由基，消除皮肤的色素沉积，增强人体免疫机能。

降尿酸关键营养成分

碳水化合物 ☑ **钾** ☑
膳食纤维 ☑

对痛风和并发症的益处

软化血管，降脂降糖。 现代医学研究证明，荞麦含有芦丁，具有软化血管、降血脂的作用，对防治痛风合并高血压、高脂血症有益。荞麦中还含有镁、膳食纤维等，这些元素有助于调节血糖。

这样吃才健康

1 荞麦与大米搭配，可缓解粗糙口感，又可实现营养互补。

2 荞麦的吃法有多种，宜做成煎饼或面条。用黄瓜拌荞麦面条，清爽不腻，容易消化，且有利尿作用。

3 荞麦研末，取荞麦粉 10 克，炒香，加水煮成稀糊服食，可治疗夏季肠胃不和。

痛风调养食谱

葱香荞麦饼

材料 荞麦粉 300 克。

调料 葱花、盐各适量。

做法

1. 荞麦粉倒入足够大的容器中，加适量温水和成光滑的软面团，醒发 30 分钟；葱花拌入少许植物油和盐。

2. 醒发好的面团擀成面片，把葱花均匀地撒在上面，卷成面卷，分成三等份，将面卷露出葱花的两头捏紧，按成圆饼状，用擀面杖擀薄，放入煎锅中烙熟即可。

烹饪小帮手 葱花也可以换成芹菜叶，因为芹菜叶的营养素含量非常高。

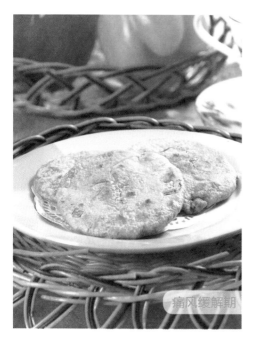

痛风缓解期

荞麦耳

材料 荞麦粉 200 克。

调料 盐适量。

做法

1. 荞麦粉加水和面，揉好稍醒。

2. 将醒好的荞麦面搓成手指粗的圆条，然后切成指甲盖大小的剂，用一个拇指在另一个手掌中搓成猫耳朵状的小卷。

3. 锅内加水烧开，加入荞麦卷煮熟即可。

烹饪小帮手 想要搓出的面卷上带有花纹，可以放在家里有条纹或网格的物品表面上搓制。

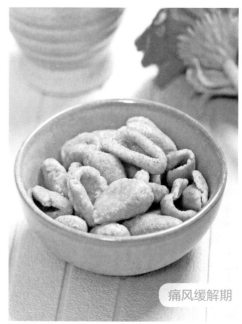

痛风缓解期

嘌呤含量	3	低	★☆☆

推荐用量 每日 150 克

红薯

帮助痛风患者减肥

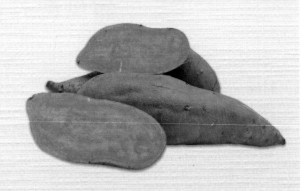

主要营养素 每 100 克含量	碳水化合物	膳食纤维	维生素 C
	24.7 克	1.6 克	26 毫克

营养功效

红薯含有丰富的膳食纤维、钾、果胶、维生素 C 及 B 族维生素，被营养学家称为营养均衡的保健食品，具有排毒通便，降低血脂等作用。另外，红薯饱腹感强，适合痛风合并肥胖者食用。

降尿酸关键营养成分

维生素 C ☑ **维生素 B$_2$** ☑
膳食纤维 ☑

对痛风和并发症的益处

利于尿酸排出。红薯中含有大量的膳食纤维和钾，有利于痛风患者排出尿酸。

预防心血管疾病。红薯含有的叶酸、维生素 C、维生素 B$_6$ 有助于预防心血管疾病。

这样吃才健康

1 红薯和米面搭配着吃，可以起到营养素的互补作用，有利于痛风患者的营养补充。若同时再配点咸菜或鲜萝卜等一起吃，可以减少胃酸的产生。

2 红薯最宜蒸煮着吃，这样其功效能得到最大的发挥，但一定要蒸熟煮透吃，使红薯中的氧化酶被高温破坏，以减少食后出现腹胀、胃灼热、打嗝、反酸等不适感。

3 吃红薯时，一定要趁热食用，冷后吃或吃后受凉，容易引起泛酸、醋心。

4 红薯加水煮熟，用蜂蜜调服，可以缓解肠燥便秘。

痛风调养食谱

红薯大米粥

材料 红薯 100 克，大米 80 克。

调料 白糖适量。

做法

1. 大米淘洗干净，冷水浸泡半小时后捞出；红薯洗净，切块。

2. 锅置火上，加水，将红薯块和大米一同入锅，大火煮 10 分钟，后转小火煮至粥稠，出锅前酌量加入白糖即可。

烹饪小帮手 加入红薯和大米的同时，可以适当加几粒红枣，有补血益气的功效。

番茄红薯汤

材料 红薯、梨、番茄各 100 克，杨梅 50 克。

调料 蜂蜜 5 克。

做法

1. 红薯去皮切块；梨去皮去核，切块；番茄洗净切块；杨梅洗净。

2. 锅置火上，加适量清水，放入红薯块煮 15 分钟，加入梨块煮 5 分钟，再加入番茄块煮 5 分钟，最后加入杨梅转小火，煮 5 分钟关火。

3. 稍凉，调入蜂蜜即可。

烹饪小帮手 由于所用食材本身有甜味，不喜甜食可以不加蜂蜜。

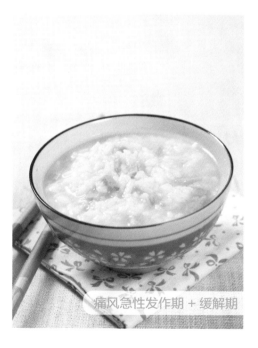

痛风急性发作期 + 缓解期

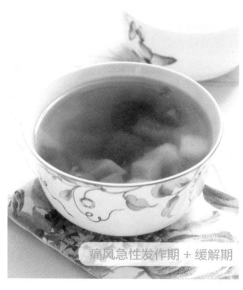

痛风急性发作期 + 缓解期

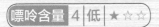

嘌呤含量 4 低 ★☆☆

推荐用量 每日 150 克

土豆

低嘌呤、高钾利尿

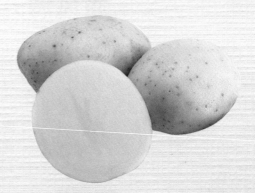

主要营养素 每100克含量	碳水化合物	维生素 C	钾
	17.2 克	27 毫克	342 毫克

营养功效

土豆营养丰富，含有碳水化合物、蛋白质、钾、B 族维生素、维生素 C、膳食纤维等。钾不仅可以利尿，还可促进钠排出体外，能扩张血管、降低血压，有助于防止胆固醇在动脉沉积，保护血管。另外，土豆低热量、低脂肪，且容易让人产生饱腹感，利于减肥。

降尿酸关键营养成分

维生素 C ☑ **钾** ☑ **膳食纤维** ☑

对痛风和并发症的益处

高钾利尿。 土豆属于低热量食物，富含钾和维生素 C，有利尿的作用，而且土豆营养非常丰富，加之其嘌呤含量非常低，因此，痛风患者很适宜经常食用。

这样吃才健康

1 土豆表皮中含有微量毒素——生物碱，食用前最好削皮；但皮不宜去得太厚，因为土豆皮中还含有较丰富的营养物质，对缓解痛风有很大作用。

2 烹饪土豆时尽量切大块。土豆比较容易吸油，不宜采用油炸、油煎等方式烹调。以免摄入过多油脂而影响血压、血脂稳定。

3 土豆洗净榨汁，加适量白糖，每日早午饭前服用，连服 2 周，能有效治疗胃溃疡。

痛风调养食谱

土豆鸡肉粥

材料 鸡肉 50 克，大米、土豆各 100 克。

调料 盐适量。

做法

1. 将大米淘洗干净；鸡肉洗净，焯水；土豆洗净，切丁。

2. 锅置火上，加入适量清水煮沸，放入鸡肉，用小火煮熟，捞出，沥干。

3. 把洗好的大米、土豆丁倒入鸡汤锅中，煮沸后用小火熬至黏稠，加盐调味。把鸡肉切片，撒在粥面上即可。

烹饪小帮手 鸡肉可以换成牛肉，土豆加牛肉可以使得热量与蛋白质搭配更合理。

凉拌土豆片

材料 土豆 250 克。

调料 酱油、香油、白糖、花椒油、醋、蒜末、盐、葱花各适量。

做法

1. 土豆去皮，洗净，切成薄片，煮熟。

2. 捞出煮好的土豆片，立即放入冰水中浸泡、冷却。

3. 捞出沥干，用上述调料（除葱花）拌匀，装盘，撒上葱花即可。

烹饪小帮手 土豆片煮至七八成熟即可，不然过于熟烂，一拌就碎了，不成片。

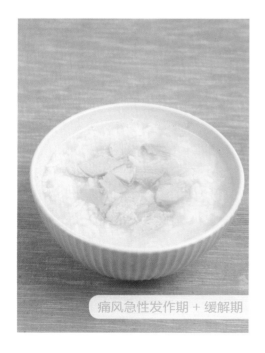

痛风急性发作期 + 缓解期

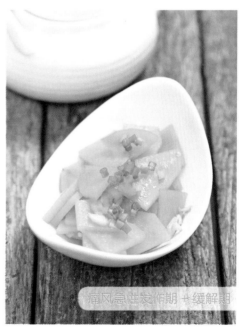

痛风急性发作期 + 缓解期

嘌呤含量 1 低 ★☆☆	推荐用量 每日 250 克

牛奶

低嘌呤，提供优质蛋白质

主要营养素 每100克含量	碳水化合物	钙	钾
	3.4 克	104 毫克	109 毫克

营养功效

牛奶中富含优质蛋白质，其氨基酸的组成很合理；其含有的钙十分丰富，每100毫升的牛奶中约含有104毫克的钙，而且牛奶中所含的钙较易被人体吸收和利用，是人们补钙的好来源，补钙有助于稳定血压。

降尿酸关键营养成分

碳水化合物 ☑ **钾** ☑
膳食纤维 ☑

对痛风和并发症的益处

高蛋白、低嘌呤。牛奶属于优质蛋白、低嘌呤的饮品。现代医学研究发现奶制品，尤其是低脂奶、脱脂奶等可降低血尿酸水平，减少痛风的发病率。其降尿酸作用可能与其中的微量元素、酪蛋白等有关。

这样吃才健康

1 痛风患者在喝牛奶时最好吃些富含碳水化合物的面包、花卷、馒头等，有助于尿酸的排泄。

2 痛风患者在煮牛奶时，待牛奶出现第一个"气泡"时应立即关火；煮的过程中要不停搅拌，动作要温和，不要搅起泡沫；火候不要太大，中火即可。

3 牛奶中不宜加入酸性饮料，如酸梅汤、橘汁、柠檬汁等，以免影响消化吸收。

4 晚上睡前喝一杯牛奶有助于睡眠，痛风患者喝的时候最好配上几块苏打饼干，能更有效地缓解痛风症状。

痛风调养食谱

绿豆牛奶冰

材料 绿豆50克，牛奶200克，冰块50克。

做法

1. 绿豆淘净，清水浸泡4小时；冰块打成冰屑，放入透明的玻璃杯中。

2. 锅置火上，放入绿豆及适量清水，大火烧沸后转小火煮至绿豆熟软且汤汁黏稠，自然冷却，取适量放在杯中的冰屑上，淋入牛奶即可。

烹饪小帮手 也可以将绿豆换成红豆，可帮助润养肌肤，很适合女性朋友饮用。

木瓜鲜奶露

材料 木瓜200克，鲜牛奶250毫升。
调料 冰糖适量。

做法

1. 木瓜洗净后切块。

2. 锅中加适量清水、冰糖和木瓜块，中火一同煮。

3. 木瓜块煮熟、变成橘红色后盛到碗中，然后加入牛奶，搅拌均匀即可。

烹饪小帮手 木瓜最好选新鲜熟透的，做出来的饮品味道才好。

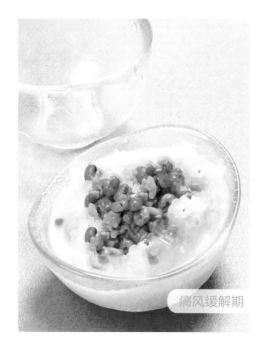

痛风缓解期

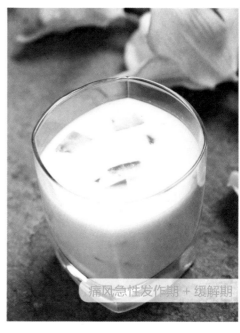

痛风急性发作期 + 缓解期

嘌呤含量 59 | 中 | ★★☆

黑米

改善痛风患者新陈代谢

推荐用量 每日 50 克（生黑米）

主要营养素 每 100 克含量	碳水化合物	膳食纤维	钾
	72.2 克	3.9 克	256 毫克

营养功效

黑米所含蛋白质不但比普通大米高，人体所需的赖氨酸、精氨酸、蛋氨酸、色氨酸等，黑米中都含有，中医认为黑米可滋养肌肤，防止白发早生，具有延缓衰老之功效。另外，黑米中含有的锌、铁和铜，对血管具有保护作用，含有的黄酮类化合物能够维持血管的正常渗透压，减低血管的脆性，防止血管破裂。

降尿酸关键营养成分

碳水化合物 ☑ **钾** ☑
膳食纤维 ☑

对痛风和并发症的益处

缓解关节炎。黑米含有丰富的营养成分，被称为"黑珍珠"，含有花青素类物质可抗衰老、促进血液循环，能缓解痛风引起的关节炎不适症状，适合痛风患者食用。

这样吃才健康

1 黑米炒熟冲泡成黑米茶可缓解痛风疼痛，不过炒前需浸泡，注意浸泡过的黑米一定要控干水分再炒，否则会把黑米炒糊。

2 为了避免黑米中所含的色素在浸泡中溶于水，泡之前可用冷水淘洗，不要揉搓，泡米水要与米同煮，以保存其中的营养成分。

痛风调养食谱

黑米面馒头

材料 面粉 200 克，黑米粉 50 克。

调料 酵母适量。

做法

1. 酵母用 35℃的温水化开，将面粉、黑米粉一起倒入盆中，加酵母水揉成光滑的面团。

2. 将面团制成馒头生坯，醒发 30 分钟后放入沸腾的蒸锅内，蒸 15 ~ 20 分钟即可。

烹饪小帮手 可将面粉换成荞麦粉或直接与荞麦粉联合使用，更适合伴有糖尿病的患者食用。

黑米茶

材料 黑米 50 克。

做法

1. 黑米用清水淘洗几遍，控干。

2. 将黑米用大火炒 5 分钟，然后转小火继续炒 15 ~ 20 分钟至黑米开裂，露出白色的米心即可。

3. 每次冲泡时取 20 ~ 40 克炒好的黑米，加 500 克开水，闷 10 分钟后即可代茶饮用。

烹饪小帮手 炒好的黑米要装进干燥的密闭盛器中存放。

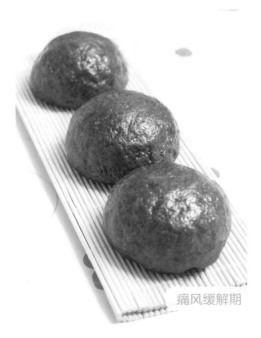

痛风缓解期

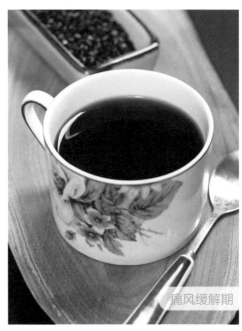

痛风缓解期

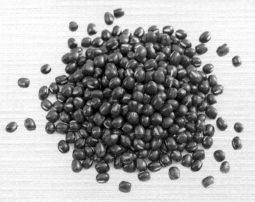

红豆

利尿排酸

主要营养素 每 100 克含量	碳水化合物	蛋白质	钾
	63.4 克	20.2 克	860 毫克

营养功效

红豆含蛋白质、碳水化合物、膳食纤维、皂苷、钾等成分，营养价值很高，是夏秋季良好的补品。除了有养护心肾、防癌抗癌等作用外，恰当食用红豆还可除斑养颜。红豆还富含叶酸，叶酸具有抗动脉粥样硬化、防治心脑血管病等作用。

降尿酸关键营养成分

碳水化合物 ☑ **钾** ☑
膳食纤维 ☑

对痛风和并发症的益处

利尿减肥。红豆中除了富含钾之外，其外皮中所含的皂苷有很强的利尿作用，能促进体内尿酸的排泄。现代药理学研究发现，红豆中含有一种皂苷类物质，能促进通便及排尿，对心脏病、肾病引起的水肿有辅助治疗作用。红豆还是理想的高蛋白、低脂肪、高营养食品，且有较多的膳食纤维，具有良好的润肠通便、健美减肥的作用。

这样吃才健康

1 红豆汤可加入红枣一起熬煮。红枣有天然的甜味，且其富含钙质和铁质，和红豆相互搭配，更有助于补血活血，提高人体耐寒的能力。

2 痛风患者可以常用红豆与冬瓜煮汤饮用，以清热利尿，利于疾病调养。

痛风调养食谱

红豆饭

材料 红豆 25 克,大米 100 克。

做法

1. 红豆洗净,浸泡 6～8 小时;大米洗净,浸泡 30 分钟。

2. 把大米和红豆倒入电饭锅内,加适量水蒸熟即可。

`烹饪小帮手` 由于糯米嘌呤含量也不高,可将大米换成糯米蒸饭食用,增加米饭的黏滑性,吃起来口感更好。

红豆红薯汤

材料 红豆 50 克,红薯 200 克。

做法

1. 红豆洗净,用清水浸泡 6～8 小时;红薯洗净,切块。

2. 锅置火上,加入适量清水和红豆,大火煮开,转中火,煮至红豆七成熟,然后加入红薯块,煮至红豆、红薯全熟即可。

`烹饪小帮手` 宜选表面有麻纹的红薯,这种红薯耐煮,而且口感又面又甜。

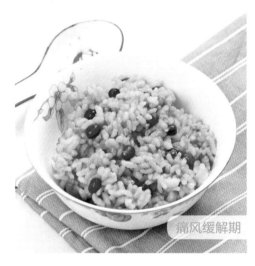

痛风缓解期

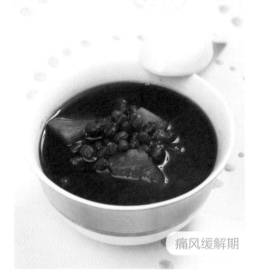

痛风缓解期

· 专家连线 ·

痛风患者能喝果醋吗?

果醋以苹果、葡萄、山楂、梨、柿子等水果为主要原料,富含维生素、矿物质等,具有开胃消食,解酒保肝,促进人体对食物中钙、磷等营养物质的吸收,软化血管,美容护肤等多种功能。但对于痛风患者而言,果醋为酸性饮料,不利于血尿酸的排泄。所以,痛风患者最好少喝或不喝果醋。

推荐用量 每日 50 克（生绿豆）

绿豆

清热解毒，利尿降压

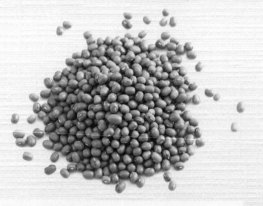

主要营养素 每100克含量	碳水化合物	蛋白质	钾
	62 克	21.6 克	787 毫克

营养功效

绿豆含碳水化合物、蛋白质、B族维生素、维生素 E、胡萝卜素、钾、磷、钙等，不仅是一种用于保健的食材，也是一种非常出色的杂粮。李时珍就称赞绿豆为"食中要物，菜中佳品"。现代医学认为，绿豆皮里面含有大量的抗氧化成分，有助于降血脂、减少血栓形成。绿豆中还有生物碱、豆固醇以及大量的膳食纤维等，有助于降低血压和胆固醇，防止动脉粥样硬化。

降尿酸关键营养成分

碳水化合物 ☑ **钾** ☑
膳食纤维 ☑

对痛风和并发症的益处

利尿降压。绿豆是利尿食物，可促进人体排尿、排钠。《本草纲目》中记载："绿豆，性味甘寒，治痘毒，利肿胀。"现代医学认为，绿豆能降低血脂和胆固醇，有较明显的解毒、保肝作用。且绿豆在体内代谢后能够产生碱性物质，可以减少尿液，避免尿酸盐形成结石。

这样吃才健康

1. 痛风患者烹煮绿豆时，千万不能加碱，否则会严重破坏绿豆所含的 B 族维生素，大大降低绿豆的功能；食用绿豆之前，用开水浸泡 3～4 小时，连皮一起食用最好。

2. 绿豆与大米、小米等一起煮成粥，夏季食用，也有很好的利尿、降暑效果。也可加清水煮成汤，热饮或是放至温凉后加少许冰糖，代茶、代水饮用，是夏季很好的饮料。

痛风调养食谱

绿豆芹菜汤

材料 绿豆、芹菜各 50 克。

调料 盐、香油、水淀粉各适量。

做法

1. 绿豆洗净，用清水浸泡 6 小时；芹菜择洗干净，切段。
2. 将绿豆和芹菜段放入搅拌机中搅成泥。
3. 锅置火上，加适量清水煮沸，倒入绿豆芹菜泥搅匀，煮沸后用盐调味、水淀粉勾芡，淋入香油即可。

烹饪小帮手 也可以选择绿豆和苦瓜搭配，具有清凉、解渴、消暑的效果。

玉米绿豆饭

材料 绿豆、玉米糁各 50 克，大米 100 克。

做法

1. 绿豆、玉米糁、大米分别淘洗干净；大米浸泡 20 分钟；玉米糁浸泡 4 小时；绿豆浸泡一晚。
2. 用电饭锅做米饭，可先将浸泡好的玉米糁、绿豆入锅煮开，约 15 分钟后加入大米做成饭。

烹饪小帮手 如用高压锅蒸米饭，所有材料可一同下锅，一起蒸成米饭即可。

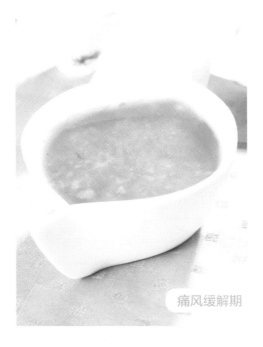

痛风缓解期

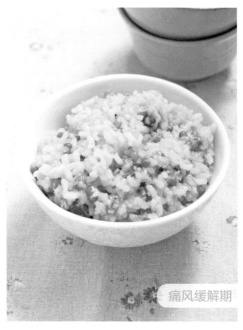

痛风缓解期

嘌呤含量	137	中	★★☆

推荐用量 **每日 50 克（生黑豆）**

黑豆

为痛风患者保护肾脏

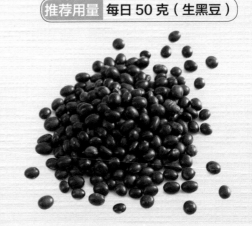

主要营养素 每 100 克含量	碳水化合物	蛋白质	钾
	33.6 克	36 克	1377 毫克

营养功效

黑豆营养价值很高，其富含优质蛋白质、矿物质、维生素 E、B 族维生素等营养素，以及异黄酮、花青素等抗氧化成分，具有清除体内自由基、防止便秘、调节血糖、缓解女性更年期症状、延缓衰老等多种保健功效。

降尿酸关键营养成分

碳水化合物 ☑ **钾** ☑
膳食纤维 ☑

对痛风和并发症的益处

软化和扩张血管。黑豆富含优质蛋白、植物固醇，可有效软化和扩张血管，从而调节血脂、血压和血糖，适宜痛风及合并"三高"的患者适量食用。

保护肾脏。中医认为，黑豆具有滋阴补肾、利尿消肿、活血补血、清热解毒等作用，历来被中医用于治疗肾虚体弱、腰痛膝软、面身浮肿、痈肿疮毒等症，是一种既有营养又有保健作用的药食两用食品。

这样吃才健康

1 黑豆制成豆浆更有利于人体吸收其营养物质——花青素，它是一种很好的抗氧化剂，能清除人体内的自由基，而它主要存在于黑豆皮中，痛风患者在食用过程中不宜将皮去掉，防止营养流失。

2 可以制成醋泡黑豆食用，黑豆与醋搭配，有助于人体更好地吸收黑豆中的花青素，从而使得祛风、利水、解毒的功效更佳。

痛风调养食谱

醋泡黑豆

材料 黑豆 50 克，醋 100 克。

调料 蒜瓣 5 克。

做法

1. 将黑豆清洗干净，沥干水分备用。

2. 将黑豆放入平底锅内，以中火炒干黑豆的水分，转小火炒至黑豆表皮裂开，关火待冷却。

3. 取一无油无水的干净容器，放入冷却的黑豆，倒入刚开瓶的醋（醋的分量以完全淹没黑豆为准，多少可以根据自身喜好决定），在表面放入蒜瓣。

4. 将容器密封起来，放置阴凉处或冰箱冷藏保存 7 天后即可分次食用。

黑豆粥

材料 黑豆 50 克，大米 150 克。

做法

1. 将黑豆洗净，用清水浸泡 4 小时；大米淘洗干净，浸泡 30 分钟。

2. 锅置火上，倒入适量清水煮沸，放入黑豆，用大火煮沸，然后转小火煮，待黑豆煮至六成熟时加入大米，用大火煮沸，转小火煮至米熟但不开花即可。

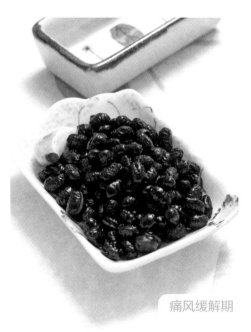

痛风缓解期

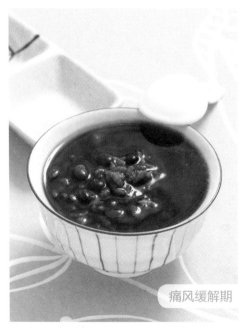

痛风缓解期

花生

补钾、抗衰老

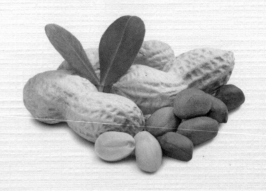

主要营养素 每 100 克含量	碳水化合物	蛋白质	钾
	21.7 克	24.8 克	587 毫克

营养功效

花生富含脂肪，且脂肪中 75% 以上的为不饱和脂肪酸，具有健脑之功。花生还富含维生素 E，可改善冠状动脉和外周血管的微循环状况，从而保护心血管系统。花生还富含植物固醇、白藜芦醇、异黄酮、抗氧化剂等植物活性化学物，有重要的抗衰老作用。

降尿酸关键营养成分

**B 族维生素 ☑ 烟酸 ☑ 钙 ☑
膳食纤维 ☑**

对痛风和并发症的益处

补钾利尿。中医认为，花生具有利尿消肿的作用。现代营养学认为，花生富含钾，钾可减少尿酸沉淀，有助于将尿酸排出体外。不过，花生嘌呤含量属中等，痛风患者每次不宜多吃。

这样吃才健康

1 花生煮食最好。在吃花生时，痛风患者应连外边的红衣一起食用，这样不但容易消化，且营养更丰富。

2 花生与核桃仁各 50 克，研末冲服，可以缓解胃痛。

3 《滇南本草图说》中说，花生"补中益气，盐水煮食则养肺"。盐水煮的花生具有不温不火、易于入口、容易消化的特点，是很好的食用方法。

4 花生与芹菜凉拌食用，可以减肥清肠、降压降脂，很适合痛风合并高血压患者。

痛风调养食谱

花生红枣汤

材料 花生米 50 克，红枣 50 克。

调料 红糖 15 克。

做法

1. 红枣、花生米洗净。

2. 将洗好的材料放入砂煲内，加适量清水，用大火煮沸，改用小火煮至花生熟烂。

3. 加入红糖再煲片刻，即可食用。

烹饪小帮手 可以加入适量的桂圆，更具有滋补功能。

花生梨米糊

材料 梨 150 克，大米 70 克，花生米 20 克。

做法

1. 大米浸泡 2 小时；花生米煮熟，去除红衣备用。

2. 将花生米、大米、适量清水放入豆浆机中打成米糊。

3. 梨洗净、去皮、切成块，将梨打成泥，沥出梨汁另存备用。

4. 将梨泥倒入花生米糊中煮开。

5. 凉至米糊温热后，倒入梨汁拌匀即可。

烹饪小帮手 梨汁要等米糊降温后才可倒入，以免营养受损。

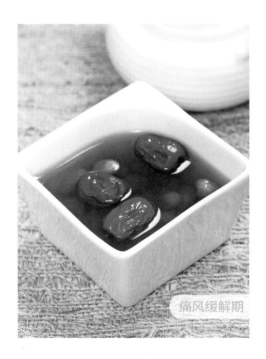

痛风缓解期

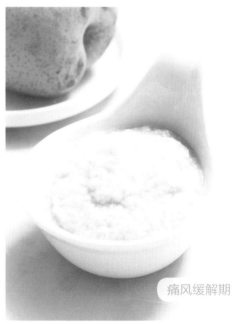

痛风缓解期

嘌呤含量 25 中 ★★☆　　　　推荐用量 每日 60 克（生薏米）

薏米

利尿，预防关节炎

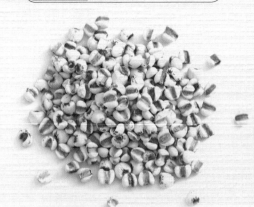

主要营养素	碳水化合物	蛋白质	钾
每 100 克含量	71.1 克	12.8 克	238 毫克

营养功效

薏米的营养价值很高，不论用于滋补还是用于治病，作用都较为缓和，微寒而不伤胃，益脾而不滋腻。经常服用薏米，可清热利湿，除风湿，利关节，利小便，益肺排脓，健脾胃，强筋骨。

降尿酸关键营养成分

碳水化合物 ☑ **钾** ☑
蛋白质 ☑

对痛风和并发症的益处

利尿，保护关节。薏米所含的薏米醇具有利尿作用，能促进尿酸的排泄。中医认为，薏米通过祛湿通络、通利关节，能够有效缓解关节活动受限的症状。

调节血糖，扩张血管。薏米所含的水溶性膳食纤维不仅能调节血糖，还能扩张血管，有助于降压。

这样吃才健康

1 薏米要用冷水淘洗，忌用力揉搓，然后换水浸泡一会儿。泡米用的水与米同煮，这样有利于最大限度吸收利用薏米的营养。

2 薏米煮熟捣粉，取 5 克薏米粉，加 500 毫升温水饮用，能美白、祛湿。

3 薏米适合煲汤或熬粥，不适合单独吃。痛风患者可用薏米、山药、百合等煲汤食用。

痛风调养食谱

薏仁酸奶

材料 薏米 50 克，原味酸奶 300 克。

做法

1. 薏米淘洗干净，浸泡 2 小时，然后放入锅中煮熟至软烂。

2. 将煮好的薏米捞出，凉凉。

3. 将薏米和酸奶全部放入搅拌机中，搅拌均匀即可。

烹饪小帮手 可加入少量的草莓，除了增加视觉的美感以外，还能增加食欲。

薏米粥

材料 薏米 50 克，大米 150 克。

做法

1. 薏米洗净，清水浸泡 2 小时；大米洗净，浸泡 30 分钟。

2. 将锅置火上，加适量清水煮沸，加入浸泡好的薏米和大米均匀混合，用大火煮沸后转小火煮至米熟但不开花即可。

烹饪小帮手 泡米的水可以倒入锅中煮粥，能较好地保存米中的营养。

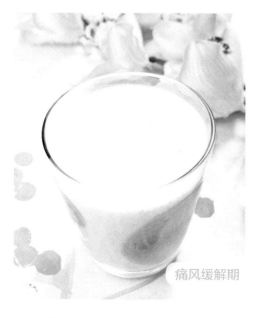

痛风缓解期

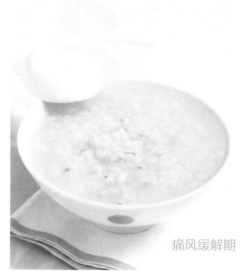

痛风缓解期

• 专家连线 •

薏米适合在什么时节食用？

一般夏秋之交的时候吃最好，因为这个时间段中医称之为长夏，为脾所主，湿气最重。而薏米清热去湿气。此时吃最利于脾胃。但是其性平偏凉，如果胃寒爱吐酸水的还是要少吃。

| 嘌呤含量 94 | 中 ★★☆ | | 推荐用量 每日 45 克（生燕麦） |

燕麦

有助于痛风患者
调节血压和血脂

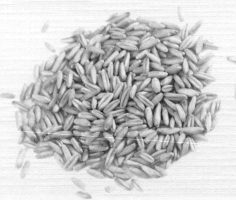

主要营养素 每 100 克含量	碳水化合物 61.6 克	蛋白质 15 克	铁 7.0 毫克

营养功效

燕麦中含有丰富的 B 族维生素和膳食纤维，对糖类和脂肪类的代谢具有调节作用，可以有效地降低人体中的胆固醇，且具有调理消化道功能、排毒通便的作用。燕麦中所含的钙、磷、铁等矿物质有预防骨质疏松的功效，是补钙佳品。

降尿酸关键营养成分

碳水化合物 ☑ **铁** ☑
膳食纤维 ☑

对痛风和并发症的益处

调节血脂和血糖。燕麦含有丰富的膳食纤维、铁和 B 族维生素，有利于促进体内废物排出，还能有效控制血脂和血糖，很适合痛风合并糖尿病的患者食用。

这样吃才健康

1 燕麦最好是煮粥吃。痛风患者服用的燕麦粥，水宜稍多放，煮开后宜用小火再煮约 10 分钟，也可加牛奶食用。

2 燕麦和山药都具有健身益寿的作用，建议一同食用，是痛风合并糖尿病、高血压等患者的膳食佳品。

3 选购燕麦片的时候，最好选不加任何配料的纯燕麦片，因为不含添加剂，能最大限度地摄取其营养并获得饱腹感，是痛风患者很好的选择。

痛风调养食谱

燕麦面拌黄瓜

材料 燕麦面 100 克，黄瓜 100 克。

调料 盐、香菜碎、蒜末各适量，香油 4 克。

做法

1. 黄瓜洗净，擦丝；燕麦面加适量水和成光滑的面团，醒 20 分钟后擀成一大张薄面片，将面片切成细丝后裹干燕麦面，抓匀、抖开即成手擀面。

2. 将燕麦手擀面煮熟，捞出过凉。

3. 将黄瓜丝放在煮好的燕麦面上，加入盐、香菜碎、蒜末、香油调味即可。

烹饪小帮手 也可以将黄瓜换成胡萝卜，有助提高身体免疫力、保护视力。

燕麦南瓜粥

材料 燕麦片 50 克，大米 100 克，南瓜 200 克。

做法

1. 大米洗净，用清水浸泡半小时；南瓜洗净，切块。

2. 将大米放入煮锅中，加适量水，用大火煮沸后换小火煮 20 分钟，加入南瓜块，小火煮 10 分钟。

3. 最后加入燕麦片，小火煮 5 分钟关火即可。

烹饪小帮手 宜选即食燕麦片，不但容易熟，而且口感好。

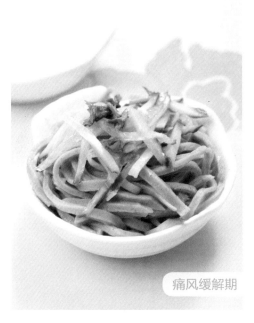

痛风缓解期

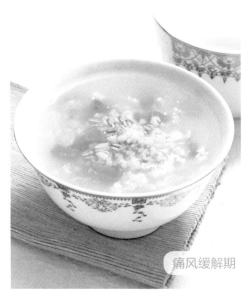

痛风缓解期

豆腐

可适量食用的"植物肉"

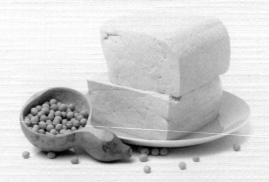

主要营养素 每100克含量	蛋白质	脂肪	钙
	8.1克	3.7克	164毫克

营养功效

豆腐有"植物肉"的美称，富含易被人体吸收的优质蛋白质，还含有铁、钙、磷、镁等多种矿物质。大豆中含有的大豆皂苷可调节免疫功能，抑制肿瘤细胞的生长，大豆中含有的异黄酮具有抗癌作用。

降尿酸关键营养成分

钾 ☑ 钙 ☑

对痛风和并发症的益处

降血脂。豆腐不含胆固醇，且大豆皂苷还能降低血中胆固醇和甘油三酯的含量，最终起到降低血脂的作用。

这样吃才健康

1 由于嘌呤可溶于水中，食用豆腐时，如果不放心，可以把豆腐或豆腐干等切成片或小块，放入开水锅中煮烫3～5分钟，捞起弃汤。这样可减少其中的嘌呤含量，对痛风患者健康有利。

2 由于豆腐中缺少蛋氨酸，烧菜时把它和肉类、蛋类食物搭配在一起，可大大提高豆腐中蛋白质的利用率。

3 痛风患者处于非急性发作期，可用豆腐替代一部分鱼虾和肉类。但如果吃了豆腐，同时要减少肉类的摄入量。

痛风调养食谱

白菜豆腐

材料 白菜 200 克，北豆腐 100 克。

调料 葱花、盐各适量。

做法

1. 白菜洗净，切片；北豆腐用水冲一下，切块。

2. 锅里倒油，爆香葱花，加适量水煮开。

3. 放白菜片，盖好盖，煮 3 分钟，开盖加豆腐块，煮开后关火，继续闷 5 分钟。

4. 最后加适量盐调味即可。

烹饪小帮手 白菜可以换成生菜，两者搭配，脂肪、胆固醇、糖含量低，适合伴有糖尿病的患者食用。

豆腐丝拌胡萝卜

材料 胡萝卜 200 克，豆腐丝 100 克。

调料 盐、香油各 2 克，香菜末适量。

做法

1. 胡萝卜洗净，切丝；豆腐丝用水冲一下，切短。

2. 胡萝卜丝放入沸水中焯一下。

3. 将胡萝卜丝、豆腐丝放入盘内，加盐、香菜末和香油拌匀即可。

烹饪小帮手 胡萝卜也可以用擦板擦成细丝放在菜中凉拌着吃，味道也很不错。

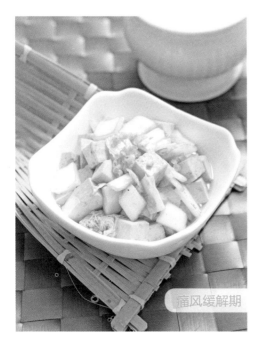

痛风缓解期

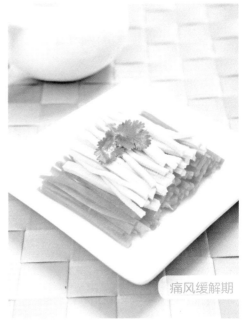

痛风缓解期

推荐用量 每日 100 克

嘌呤含量 10 低 ★☆☆

芹菜

缓解痛风急性期的症状

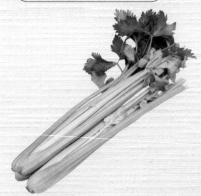

主要营养素 每100克含量	碳水化合物	蛋白质	钾
	3.9 克	0.8 克	154 毫克

营养功效

芹菜的叶、茎含有挥发性物质，别具芳香，能增强人的食欲。芹菜中含有丰富的钾，是缓解高血压病及其并发症的佳品，对于血管硬化、神经衰弱患者也有辅助治疗作用。芹菜汁还有调节血糖作用。

降尿酸关键营养成分

维生素 C ☑ 钾 ☑ 膳食纤维 ☑

对痛风和并发症的益处

清热利尿。芹菜含有丰富的维生素和矿物质，能够促进体内废物的排出，还有清热、利水消肿的功效，而且嘌呤含量很低，因此，非常适合痛风患者食用，尤其是痛风急性期的患者。

这样吃才健康

1 痛风患者最好将芹菜焯熟后凉拌着吃，可以最大限度地保存其营养，有很好的调节血压、血脂效果。

2 芹菜叶和芹菜根的营养成分含量尤其高，不能轻易丢弃。在食用时除烂叶、黄叶去掉外，应茎、叶、根同食。不过，芹菜叶味苦，可先用开水烫一下再烹饪。

3 取芹菜根 60 克。将芹菜根洗净，然后用水煎服。这款饮品有清热除烦、平肝、利尿消肿等作用，对高血压、痛风等有很好的辅助治疗效果。

4 土豆和芹菜同食可起到降血压、缓解疲劳、防治便秘、利尿消肿的作用，很适合高血压、痛风患者食用。

痛风调养食谱

腐竹拌芹菜

材料 芹菜200克，腐竹（水发）、木耳（水发）各50克，熟白芝麻少许。

调料 盐、香油各适量。

做法

1. 芹菜洗净，焯水后切寸段备用。

2. 腐竹、木耳泡发后洗净，切丝，焯水至熟，备用。

3. 取大碗，放入上述食材，加入所有调料拌匀，码盘撒芝麻即可。

烹饪小帮手 将腐竹换成红甜椒和芹菜一起拌食，红椒能温中健胃、散寒燥湿、发汗，可增强痛风患者食欲。

芹菜大米粥

材料 芹菜100克，大米150克。

调料 盐适量。

做法

1. 大米淘洗干净；芹菜去根，洗净，切段。

2. 锅内加适量水，将芹菜段和大米放入锅内，大火烧沸后，改用小火熬。

3. 至米煮熟成粥，加入适量盐，拌匀即可。

烹饪小帮手 芹菜叶中所含的维生素C比茎多，煮粥时，选择鲜嫩的芹菜叶效果更好。

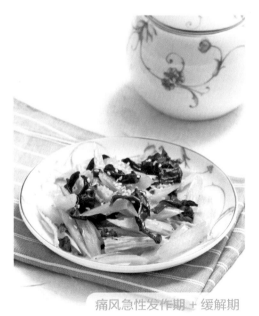

痛风急性发作期 + 缓解期

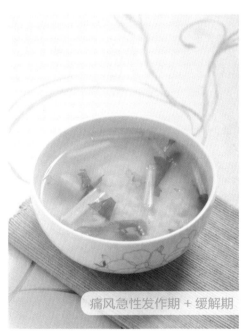

痛风急性发作期 + 缓解期

嘌呤含量	12	低 ★☆☆

推荐用量	每日 120 克

荠菜

缓解痛风引起的炎症

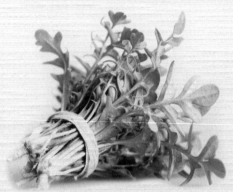

主要营养素 每100克含量	胡萝卜素	维生素 C	钾
	2590 微克	43 毫克	280 毫克

营养功效

荠菜营养丰富，含有多种有机酸，还含有钾、钙、铁、磷、锰等矿物质以及维生素 C、胡萝卜素、胆碱、黄酮类等物质。现代医学研究表明，荠菜有调节血压，扩张冠状动脉之功，所含荠菜酸有止血作用，对吐血、尿血、牙龈出血等颇有疗效。

降尿酸关键营养成分

维生素 C ☑ **钾** ☑ **膳食纤维** ☑

对痛风和并发症的益处

利尿消肿。中医认为，荠菜有清热止血、利尿消肿之功，能缓解急性期出现的红、肿、热、痛症状。

降压降脂。荠菜含有维生素 C、膳食纤维、黄酮类物质，具有降压降脂的作用。荠菜中的膳食纤维可增强大肠蠕动，促进排泄，有助于防止高血压、冠心病、糖尿病等疾病。

这样吃才健康

1 因为荠菜是高草酸的野菜，为了健康考虑，应焯水后再食用较好。

2 烹调时，荠菜不宜烧煮太久，时间过长会破坏其营养成分，也会使颜色变黄。

3 荠菜根的药用价值很高，痛风患者食用时不应摘除。

4 痛风急性期可以吃荠菜炒荸荠或荸荠荠菜汤，能清热消肿、抗炎。

痛风调养食谱

荠菜豆腐羹

材料 荠菜、猪瘦肉各 50 克，内酯豆腐 100 克。

调料 香油 3 克，葱末、姜末、料酒、盐各适量。

做法

1. 荠菜择洗干净，切碎；内酯豆腐切成丁；猪瘦肉洗净，切丝，加葱末、姜末、料酒、盐拌匀，腌 15 分钟，煮熟。

2. 锅中倒油烧热，爆香葱末，放入肉丝和豆腐丁，加水烧开，放入荠菜碎煮熟，调入盐，最后淋上香油即可。

荠菜粥

材料 大米 100 克，荠菜 100 克。

调料 香油、盐各适量。

做法

1. 大米淘洗干净；荠菜择洗干净，切末。

2. 锅置火上，倒入大米，加适量清水，大火煮沸，转小火煮至米粒熟烂，放入荠菜末煮 2 分钟，用盐调味，淋上香油即可。

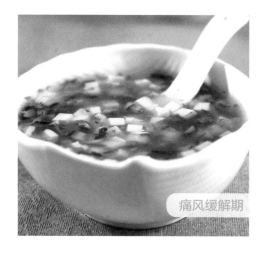

痛风缓解期

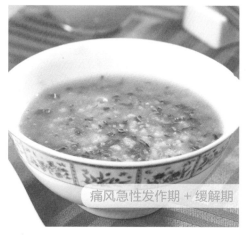

痛风急性发作期 + 缓解期

• 专家连线 •

痛风为何爱在夜间犯？

大致有以下几个原因：夜间人体相对缺水，尿酸更容易沉积；夜间激素水平低，抗炎、止痛、排尿酸的能力下降；缺氧（主要是肥胖的打鼾者）。可针对上述 3 个原因有的放矢地进行干预，如睡前喝一杯水（300 ~ 500 毫升），肥胖以及打鼾症状严重的痛风患者要采取措施，尽快矫正睡眠呼吸暂停。

白菜

防止尿酸性结石的形成

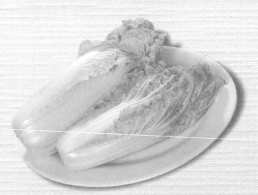

主要营养素 每 100 克含量	碳水化合物	蛋白质	维生素 C
	3.2 克	1.5 克	31 毫克

营养功效

白菜含有大量的膳食纤维，常食能起到润肠通便、促进排毒的作用，对预防肠癌有良好作用。中医认为白菜性微寒，有清热除烦、解渴利尿的功效，痛风患者常食有助于体内尿酸排泄。

降尿酸关键营养成分

维生素 C ☑ **膳食纤维** ☑

对痛风和并发症的益处

碱化尿液。白菜在体内代谢后产生的碱性成分能够碱化尿液，同时能促进沉积于组织内的尿酸盐溶解，防止尿酸结石形成。

防止血栓。白菜能防止血栓、降血压，可以预防动脉粥样硬化及防治高血压。另外，白菜对糖尿病合并症，诸如肾病、眼底出血等病的预防都有一定辅助作用。

这样吃才健康

1 在烹饪白菜时，适当放点醋，可以使白菜中的钙、磷、铁等元素分解出来，从而有利于痛风患者对营养元素的吸收，促进机体健康。

2 切白菜时，最好顺其纹理，这样易熟且可减少其中维生素 C 的流失。另外，白菜最好是现做现吃，不要吃隔夜的熟白菜。

痛风调养食谱

白菜虾皮汤

材料 白菜 100 克，虾皮 5 克。

调料 葱花、香油、醋、胡椒粉、盐各适量。

做法

1. 白菜洗净，取白菜帮切丝；虾皮用温水浸 3 分钟，去掉一些盐分；其他调料调好备用。

2. 锅中加适量水，放入虾皮煮开，放入白菜丝再次煮沸。

3. 关火，放入调好的葱花、胡椒粉等即可。

烹饪小帮手 再增加些木耳，经常食用可助于减肥，适用于痛风伴肥胖的患者。

醋熘白菜

材料 白菜 250 克。

调料 蒜片、葱花、醋、盐各适量。

做法

1. 白菜洗净，切片，放在清水中浸泡 5 分钟左右。

2. 锅里放底油，放入切好的葱花、蒜片，炒出香味。

3. 继续放入醋、盐调味，最后放入切片的白菜，翻炒数下就可以出锅了。

烹饪小帮手 放入白菜后要快速翻炒，这样可以避免白菜变软而影响口感。

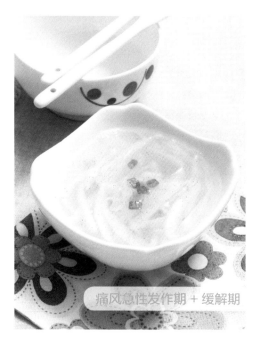

痛风急性发作期 + 缓解期

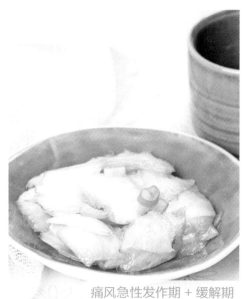

痛风急性发作期 + 缓解期

冬瓜

利小便，促进尿酸排泄

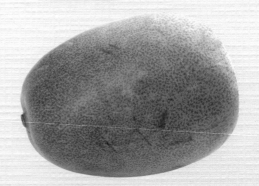

主要营养素 每100克含量	碳水化合物	蛋白质	维生素 C
	0.4 克	0.7 克	18 毫克

营养功效

冬瓜含有丰富的维生素、矿物质、膳食纤维等，其中维生素 B_1 可帮助消化、改善精神状况。维生素 C 可改善脂肪和胆固醇代谢。冬瓜含钠量很小，能利尿消肿，是肾炎浮肿患者的理想食疗蔬菜。

降尿酸关键营养成分

钾 ☑　维生素 C ☑

对痛风和并发症的益处

利尿减肥。冬瓜能利小便、利湿祛风。冬瓜所含的维生素 C 有促进尿酸排泄，从而预防关节疼痛。另外，冬瓜本身几乎不含脂肪，热量低，肥胖的痛风患者可以长期食用，减肥的同时也可缓解关节疼痛的痛苦。

这样吃才健康

1 冬瓜煮汤最好带着皮。冬瓜皮不但能清热利水消肿，还可降血压、降血糖，对抗痛风并发症。吃的时候把冬瓜皮吐掉就行了。

2 冬瓜去瓤，连皮洗净，切成薄片，放入清水锅内煮成汤汁，代茶饮用，有利水、消脂的作用，适合伴有肥胖、水肿的痛风患者。

3 烹制冬瓜时，盐要少放、晚放，这样不仅口感好，而且也做到了低盐饮食。

4 用去皮切块的冬瓜，绞出汁水饮服，能生津止渴，改善糖尿病症状；或冬瓜与苦瓜共同打汁，加入适量柠檬汁，有很好的调节血糖的功效，适合痛风合并糖尿病患者饮用。

痛风调养食谱

冬瓜鸡丁汤

材料 冬瓜 200 克，鸡胸肉 100 克。

调料 盐、姜丝各适量。

做法

1. 鸡胸肉洗净，用沸水焯一下，切丁；冬瓜洗净，切小块备用。
2. 锅置火上，放入适量清水煮沸，放入鸡丁、姜丝煮至鸡丁熟透。
3. 放入冬瓜块大火煮沸，转小火煮至瓜软，加盐调味即可。

烹饪小帮手 也可以将鸡丁换成 50 克水发海带片，可以增加利尿排酸的功效。

蒜末冬瓜

材料 冬瓜 300 克，大蒜 10 克。

调料 水淀粉 10 克，盐 4 克

做法

1. 冬瓜洗净，切小块；大蒜去皮，拍碎，剁成末备用。
2. 将冬瓜放入沸水锅中焯一下，捞出沥干。
3. 锅置火上，放油烧至六成热，放入冬瓜块炒熟。
4. 放盐炒匀，出锅前用水淀粉勾芡，放入蒜末拌匀即可。

烹饪小帮手 出锅前放入蒜末，菜肴的蒜香味浓郁、味道更可口。

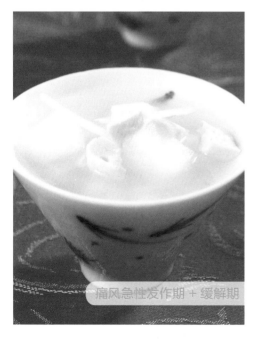

痛风急性发作期 + 缓解期

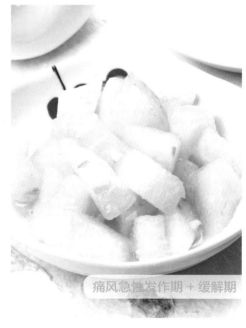

痛风急性发作期 + 缓解期

嘌呤含量 11	低 ★☆☆	推荐用量 每日 60 克

丝瓜

通经络，减少尿酸盐结晶沉积

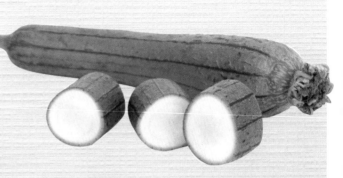

主要营养素 每100克含量	碳水化合物	维生素 C	钾
	4.2 克	5 毫克	115 毫克

营养功效

丝瓜中维生素 C 含量较高，可用于抗坏血病。丝瓜藤茎的汁液具有保持皮肤弹性的特殊功能，能美容去皱。

降尿酸关键营养成分

维生素 C ☑ **钾** ☑

对痛风和并发症的益处

促进尿酸排泄。丝瓜含有皂苷类物质，具有一定强心、利尿作用。痛风患者常食丝瓜可活血通络、利尿、排尿酸，减少尿酸盐结晶在软组织的沉积。

这样吃才健康

1 痛风患者最宜喝丝瓜汤，炒丝瓜、做丝瓜盅也是不错的选择，丝瓜口感清香爽滑，强心、利尿效果佳。

2 凉拌丝瓜尖（丝瓜藤），能起到通筋活络的作用，痛风患者不妨一试。

3 天热的时候，痛风患者宜吃凉拌丝瓜。这是因为丝瓜里边含有人参中所含的成分——皂苷，非常适合伏天食用，解暑防燥。

痛风调养食谱

丝瓜炒鸡蛋

材料 丝瓜 400 克，鸡蛋 100 克。

调料 盐 3 克，葱段 5 克。

做法

1. 丝瓜去皮洗净，切成滚刀片，放入开水中焯一下；鸡蛋打散，炒熟后盛出。

2. 锅内用油爆香葱段，加入焯过水的丝瓜，加盐翻炒 30 秒，加入备好的炒蛋，翻炒均匀即可。

烹饪小帮手 一起混炒也不要太长时间，20 ~ 30 秒也就可以出锅了。

丝瓜魔芋汤

材料 丝瓜 200 克，魔芋 100 克，绿豆芽 30 克。

调料 盐适量。

做法

1. 将丝瓜洗净去皮、切块；绿豆芽洗净；魔芋用热水泡洗、切块。

2. 锅内倒入清水煮开，放入丝瓜、魔芋，煮 10 分钟左右，放入绿豆芽稍煮一下，加盐调味即可。

烹饪小帮手 丝瓜性凉，煮汤时可以放些姜丝，以综合其凉性。

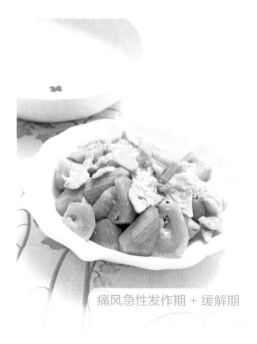

痛风急性发作期 + 缓解期

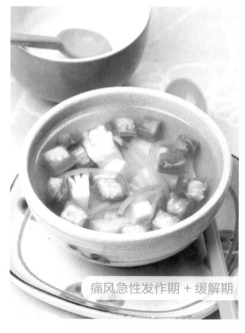

痛风急性发作期 + 缓解期

黄瓜

利尿，降低体内尿酸水平

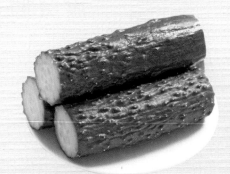

主要营养素 每 100 克含量	蛋白质 0.8 克	膳食纤维 0.5 克	钾 102 毫克

营养功效

　　黄瓜中所含的黄瓜酶是一种有很强生物活性的生物酶，它能有效地促进人体新陈代谢，促进血液循环，有润肤的功效。黄瓜含有的膳食纤维可降低血液中的胆固醇、甘油三酯的含量，还可清肠排毒。

降尿酸关键营养成分

维生素 C ☑　**钾** ☑　**膳食纤维** ☑

对痛风和并发症的益处

　　促进尿酸排出。痛风患者经常食用黄瓜，可帮助排出多余的尿酸。黄瓜含有的丙醇二酸可抑制碳水化合物转化为脂肪，有效降低胆固醇，适合痛风合并肥胖、糖尿病患者食用。

这样吃才健康

1　痛风病患者宜适量多吃生黄瓜，这样可以充分利用黄瓜中的维生素 C、钾和水分，达到利尿效果。

2　黄瓜皮晒干，然后揉碎煎水，坚持每天喝几杯，可有效缓解头痛发热等中暑反应。

3　黄瓜和木耳搭配食用，可有效清肠排毒、调节血脂、利尿，促进尿酸排出。

4　正在控制饭量的痛风患者，可以在饭前吃上半根黄瓜，这样可以减少正餐的摄入量。

痛风调养食谱

拍黄瓜

材料 黄瓜 300 克。

调料 盐、蒜末、醋、香菜末、白芝麻
各适量，香油 3 克。

做法

1. 黄瓜洗净，用刀拍至微碎，切成
   块状。
2. 黄瓜块置于盘中，加盐、蒜末、醋、
   香菜末、白芝麻和香油，拌匀即可。

绿豆黄瓜粥

材料 大米 50 克，绿豆 50 克，黄瓜
150 克。

调料 盐适量。

做法

1. 绿豆洗净，浸泡 1 小时；大米洗净，
   浸泡 30 分钟；黄瓜洗净，去蒂，
   切丁。
2. 将绿豆与适量的水同放在锅内，置大
   火上煮沸，再转小火煮至八成熟。
3. 放大米，煮至绿豆开花、大米烂熟，
   加入黄瓜丁，撒入适量盐即可。

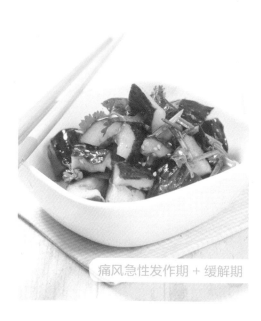

痛风急性发作期 + 缓解期

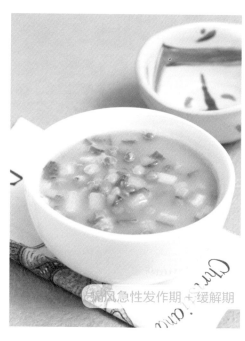

痛风急性发作期 + 缓解期

苦瓜

痛风伴糖尿病患者的
"植物胰岛素"

主要营养素 每 100 克含量	膳食纤维	维生素 C	钾
	1.4 克	56 毫克	256 毫克

营养功效

苦瓜含蛋白质、碳水化合物、维生素 C、膳食纤维、胡萝卜素、苦瓜苷等。苦瓜还含有生物碱类物质奎宁，有利尿活血、消炎退热的功效。

降尿酸关键营养成分

维生素 C ☑ **钾** ☑ **膳食纤维** ☑

对痛风和并发症的益处

利尿、降糖。苦瓜属于低脂肪、低嘌呤的碱性食物，富含钾、维生素 C，而且有"植物胰岛素"之称，所含的苦瓜苷和类似胰岛素的物质有显著的降糖效果，因此适合痛风伴糖尿病患者食用。

这样吃才健康

1. 苦瓜凉拌、炒食、做汤等都可，与各种蔬菜或肉食搭配营养更互补。由于苦瓜含有草酸，会影响钙的吸收，痛风患者在食用苦瓜时，可在烹饪前用沸水焯一下。

2. 痛风并发糖尿病患者，喝苦瓜茶有助于病情缓解。将苦瓜切成 1 ~ 2 毫米的薄片，用平底锅干炒，把水分炒干；炒干后其变成褐色，放凉后装入密封罐，加热水浸泡后饮用。每天喝 3 ~ 4 杯即可。

痛风调养食谱

凉拌苦瓜

材料 苦瓜 200 克。

调料 盐 3 克，香油 5 克，花椒少许。

做法

1. 苦瓜洗净，切片，放凉白开中泡 30 分钟，捞出，焯熟，沥干。

2. 锅置火上，放油烧热，放入花椒爆香，将烧好的花椒油淋在苦瓜上，加盐、香油拌匀即可。

烹饪小帮手 可以加上适量的木耳和红甜椒，有开胃、清肠的辅助作用。

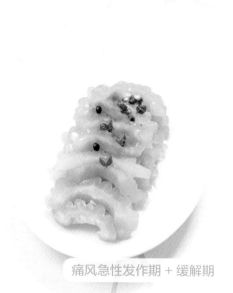

痛风急性发作期 + 缓解期

苦瓜荠菜猪肉汤

材料 苦瓜 100 克，猪瘦肉片 50 克，荠菜 50 克。

调料 料酒、盐各适量。

做法

1. 猪肉冲洗，切片，用适量盐、料酒拌匀，腌制 15 分钟，焯水；苦瓜洗净，切片；荠菜洗净切碎。

2. 锅中加适量清水，放入肉片煮沸，再加入苦瓜、荠菜碎同煮至熟，放入盐调味即可。

烹饪小帮手 苦瓜片焯一下再烹炒，加一点小苏打，既能降低苦味，还能保持苦瓜的翠绿。

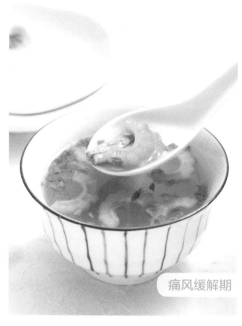

痛风缓解期

南瓜

高钾利尿，有助减肥

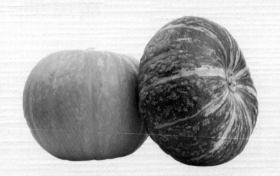

主要营养素 每100克含量	蛋白质	胡萝卜素	钾
	1.0 克	890 微克	145 毫克

营养功效

南瓜富含胡萝卜素、钾等，可以预防血管硬化。另外，南瓜中的果胶能减缓糖类吸收，从而控制餐后血糖。果胶进入肠腔后，延缓肠道对单糖类物质的消化和吸收，能减缓餐后血糖的上升。南瓜所含的维生素 E，能改善血液循环、增加心肌营养。

降尿酸关键营养成分

维生素 C ☑ **钾** ☑ **膳食纤维** ☑

对痛风和并发症的益处

利尿减肥。 南瓜作为一种碱性食物，嘌呤的含量极少，可以减少尿酸在体内的生成量，同时，南瓜热量低，水分含量相对较高，既能避免肥胖又能利尿，是痛风伴肥胖患者的良好选择。

这样吃才健康

1 南瓜去皮越少越好，因为距离南瓜皮近的部分营养很丰富。烹调南瓜时宜切大块，这样可延缓血糖升高速度，并容易有饱腹感，痛风伴有肥胖和糖尿病的患者更应该选择这种方法。

2 取干南瓜片 25 克。将干南瓜片放入大杯中，冲入适量温水，盖上杯盖闷 15 ~ 20 分钟。血尿酸高和肥胖者可用此茶代替饮料。

3 南瓜和米饭一起蒸食，可以使米饭的口感更好、营养更丰富，更适合痛风患者食用。

4 烹调南瓜时宜切大块，这样可延缓血糖升高速度，并容易产生饱腹感，痛风伴有肥胖和糖尿病的患者更应该选择这种方法。

痛风调养食谱

百合南瓜

材料 南瓜 150 克，鲜百合 50 克。

调料 白糖、葱花各适量。

做法

1. 取南瓜根部一块，薄薄地削掉一层外皮，切成厚片。

2. 将南瓜片沿盘沿摆好。

3. 鲜百合取最新鲜的部分掰成片，洗净沥干，和白糖混合均匀，放在南瓜上面。

4. 锅置火上，加适量水，大火烧开，放入装有南瓜的盘子，隔水蒸 10 ~ 20 分钟，取出，撒适量葱花即可。

烹饪小帮手 可以加入六七颗红枣，更有补血养血、美容养颜的功效。

南瓜馒头

材料 南瓜 150 克，面粉 100 克，酵母 2 克。

做法

1. 南瓜削皮洗净，切成块，放入蒸锅内蒸熟、压成泥。

2. 在南瓜泥中加入适量面粉、酵母一起揉成团。

3. 放温暖处醒发到 2 倍大。

4. 将面团分成剂子，整形，醒发 20 分钟后放在蒸锅中，冷水上锅蒸 15 分钟，关火闷一会儿出锅即可。

烹饪小帮手 南瓜捣泥时，南瓜瓤也要加进去，它所含的胡萝卜素相当于果肉的 5 倍。

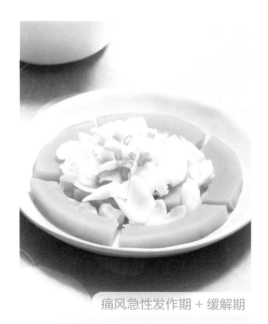

痛风急性发作期 + 缓解期

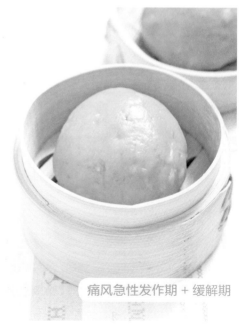

痛风急性发作期 + 缓解期

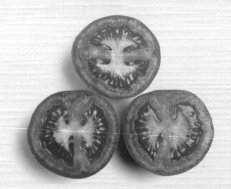

| 嘌呤含量 4 低 ★☆☆ | | 推荐用量 每日 200 克 |

番茄

帮助尿酸顺利排出

主要营养素 每 100 克含量	碳水化合物	蛋白质	胡萝卜素
	4 克	0.9 毫克	550 微克

营养功效

　　番茄除含有大量的水分外，还含有膳食纤维、钙、磷、铁、钾、B 族维生素和维生素 C 等营养成分。番茄所含的膳食纤维，对促进肠道中腐败食物的排泄和降低胆固醇以及预防肠癌有着不可低估的作用。番茄所含的糖多半是果糖或葡萄糖，最容易消化和吸收，具有营养心肌和保护肝脏的作用。

降尿酸关键营养成分

维生素 C ☑ **钾** ☑ **膳食纤维** ☑

对痛风和并发症的益处

　　碱化尿液。番茄含有丰富的钾及碱性物质等，可碱化尿液，溶解尿酸盐结晶，从而将尿酸顺利排出，对痛风患者有很好的辅助治疗作用。

　　保护心脏。番茄含有维生素 C、维生素 P、番茄红素等，可调节代谢并能有效降低体内胆固醇含量，防治动脉粥样硬化和冠心病。

这样吃才健康

1　番茄生食、熟食都可以。但番茄红素和胡萝卜素都属于脂溶性物质，因此，炒食或做汤食用食疗效果更好，更有利于痛风患者的营养消化与吸收。

2　新鲜番茄 2 个，洗净后切片，放入碗中加 1 匙蜂蜜搅拌均匀，上盖腌制，1 小时后食用，对冠心病有很好的防治效用。

3　生番茄不宜空腹食用，否则容易刺激胃黏膜，造成胃部胀痛。

痛风调养食谱

番茄炒丝瓜

材料 丝瓜 200 克，番茄 150 克。

调料 葱花、盐各适量。

做法

1. 丝瓜、番茄均洗净，丝瓜去皮，切片；番茄切丁。
2. 锅置火上，倒入适量植物油烧至六成热，加葱花炒出香味，然后放入丝瓜块和番茄块炒熟，用盐调味即可。

烹饪小帮手 也可将丝瓜换成茄丁，可起到清热止血、消肿止痛的功效，非常适合痛风患者食用。

番茄炒鸡蛋

材料 番茄 200 克，鸡蛋 100 克。

调料 葱花、姜片、盐各 2 克。

做法

1. 鸡蛋打散；番茄洗净，切块。
2. 锅内上油加热，将鸡蛋炒熟盛出。
3. 另起锅放少许食用油，放入葱花、姜片爆香，倒入番茄翻炒，炒至出汁，加入已炒好的鸡蛋，翻炒均匀，再加入盐即可。

烹饪小帮手 可在鸡蛋中加些水淀粉，能够使鸡蛋口感更爽滑。

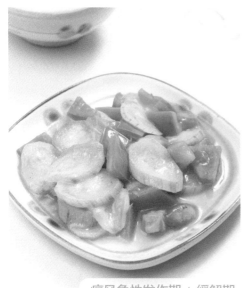

痛风急性发作期 + 缓解期

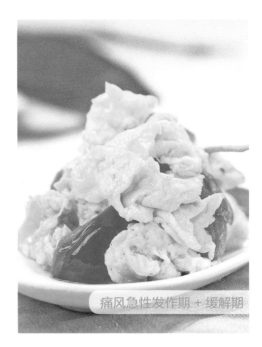

痛风急性发作期 + 缓解期

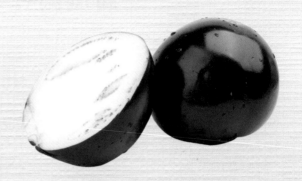

嘌呤含量 14 低 ★☆☆　　推荐用量 每日 200 克

茄子

祛风通络、利尿止痛

主要营养素 每100克含量	蛋白质	膳食纤维	维生素 C
	1.1 克	1.3 毫克	5 毫克

营养功效

茄子中富含 B 族维生素，尤以茄子皮中含量最高。B 族维生素对微血管有保护作用，能保持细胞和毛细血管壁的正常渗透性，增加微血管韧性和弹性。茄子还含有大量的钾，能维持细胞内的渗透压，参与能量代谢过程，维持神经肌肉正常的兴奋性，还能平衡血压。

降尿酸关键营养成分

钾 ☑ **膳食纤维** ☑

对痛风和并发症的益处

清热利尿。茄子含有极少的嘌呤，有利尿、活血消肿、祛风通络以及清热止痛的功效。

扩张血管。茄子含有芦丁，具有增强血管弹性、降低毛细血管通透性、防止毛细血管破裂的作用，能使心血管维持正常的功能。另外，茄子富含膳食纤维，具有降低胆固醇的作用。

这样吃才健康

1 茄子皮中含有大量的营养成分，以及一些有益健康的化合物，如维生素 P 等，因此痛风患者应带皮吃。

2 建议多采用低温烹饪、减少用油量等方法烹调茄子，避免煎炸等烹饪方式。即使想吃烧茄子，最好将茄子先蒸几分钟再烹炒，并注意减少用油量。

3 茄子切成块或片后，放入水中浸泡，可避免茄子变色。此外，做茄子时放点苹果醋，这样炒出的茄子颜色不会变黑，还有助于缓解痛风。

痛风调养食谱

肉末蒸茄子

材料 长茄子250克，猪肉80克，洋葱50克。

调料 料酒10克，盐2克。

做法

1. 猪肉剁成肉末，加入切细的洋葱碎、料酒、盐、植物油拌匀，腌15分钟。

2. 长茄子洗净，放入蒸锅蒸软，撕成细条状，铺在蒸碗里，铺满一层后，铺一层肉馅，再铺一层茄子，重复做完，最上面一层铺上肉馅。

3. 蒸锅水开后，放入放好食材的蒸碗，蒸10分钟即可。

清蒸茄子

材料 茄子300克。

调料 盐、生抽、香油各适量。

做法

1. 茄子洗净，去根部，切段，装入盘中，放在蒸锅里蒸15～20分钟至熟。

2. 将蒸熟的茄子取出，倒掉多余的汤汁。用筷子戳散或者用手撕成细条，加入生抽、盐、香油拌匀即可。

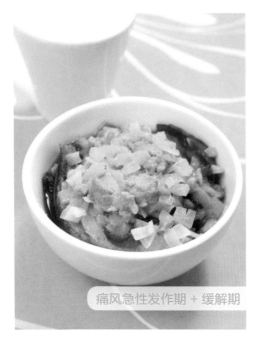

痛风急性发作期＋缓解期

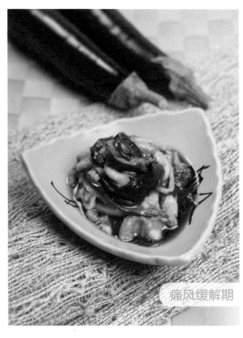

痛风缓解期

推荐用量 每日 50 克

洋葱

为痛风患者调节血脂、血糖

主要营养素 每 100 克含量	碳水化合物	蛋白质	钾
	9 克	1.1 毫克	147 毫克

营养功效

洋葱中富含前列腺素 A，前列腺素 A 具有扩张血管的作用，可使血流畅通、保护心脏，还可以降低胆固醇水平。且洋葱中钾含量较高，能有助于痛风患者调节血压。而且洋葱还有祛痰利尿、健胃润肠、解毒杀虫等功效。

降尿酸关键营养成分

钾 ☑ 维生素 B$_2$ ☑

对痛风和并发症的益处

调节血脂、血糖。 洋葱中的前列腺素 A 能起到降压、增加冠状动脉血流量的作用。洋葱还含有槲皮素，具有维持正常糖代谢的功能。

这样吃才健康

1 洋葱中含有大蒜素，有很强的杀菌能力，因此，痛风患者咀嚼生的洋葱可以预防感冒。

2 肥胖者在食用高脂肪食物时，如果能搭配些洋葱，将有助于消脂排毒。

3 用洋葱炒菜，宜烹炒至嫩脆且有一些微辣为佳，烹饪时间过长则导致洋葱营养物质被破坏。

痛风调养食谱

洋葱炒木耳

材料 木耳 150 克，洋葱 200 克。

调料 盐、生抽各适量。

做法

1. 洋葱剥皮，洗净，切片；用温水将木耳泡发 2 小时，洗净并摘成小朵，挤干备用。

2. 锅置火上，倒入植物油，待油热后加入洋葱块，大火爆炒 1 分钟，炒出香味。

3. 放入发好的木耳继续翻炒约 1 分钟，调入适量盐、生抽，翻炒片刻即可。

烹饪小帮手 木耳可换成苦瓜，更有利尿消肿的良效。

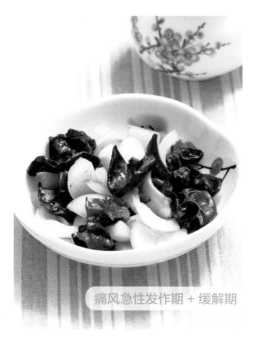

痛风急性发作期 + 缓解期

羊肉洋葱汤

材料 洋葱 200 克，羊肉 100 克。

调料 盐、姜末适量。

做法

1. 洋葱剥皮，洗净，切块；羊肉冲洗一下，切片。

2. 羊肉片放入热水中烫去油脂。

3. 锅内加入少许底油烧热，加入姜末、洋葱块、羊肉片略炒，加入适量的清水烧沸，放入盐调味即可。

烹饪小帮手 洋葱下锅煮好后再加调料，其香味可与调料香味充分融合，提高香味，利于食欲。

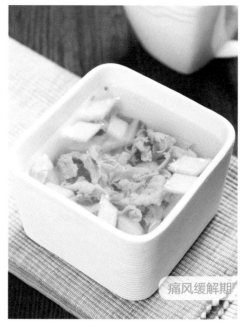

痛风缓解期

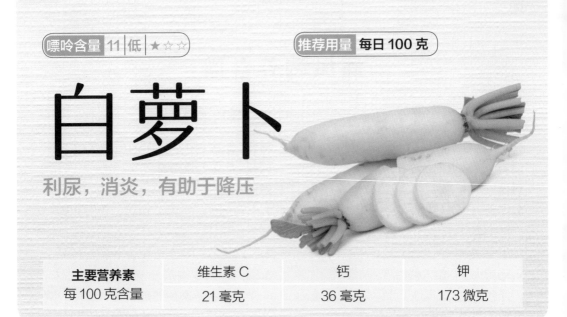

嘌呤含量 11 低 ★☆☆　　　推荐用量 每日 100 克

白萝卜

利尿，消炎，有助于降压

主要营养素 每100克含量	维生素C	钙	钾
	21 毫克	36 毫克	173 微克

营养功效

白萝卜性凉、味辛甘，归肺脾经，具有下气、消食、除疾润肺、解毒生津，利尿通便的功效。其含有的维生素C、膳食纤维可预防老化及动脉硬化等，并可缓解痛风并发糖尿病的症状。

降尿酸关键营养成分

维生素C ☑ **钾** ☑ **膳食纤维** ☑

对痛风和并发症的益处

利尿。 白萝卜含有大量水分，有利尿作用，可促进尿酸的排泄。白萝卜还含钾、镁等碱性成分，有助于碱化尿液。

降压降脂，减肥。 现代研究表明，常吃白萝卜可调节血脂、软化血管、稳定血压。另外，白萝卜所含热量少、膳食纤维多，吃后易产生饱胀感，这些都有助于减肥。

这样吃才健康

1 萝卜的维生素C含量在顶部3～5厘米处最多，宜于切丝、切条，快速烹调。

2 白萝卜所含的淀粉酶和芥子油较丰富，有利尿消肿、散结止痛的作用，痛风急性期很适合吃白萝卜。

3 萝卜熟吃能健脾和胃、消食下气。将萝卜籽、萝卜叶、老萝卜根等煎水服用，都适合食滞腹胀的痛风患者。

痛风调养食谱

白萝卜番茄汤

材料 白萝卜 250 克，番茄 150 克。

调料 番茄酱少许，盐 2 克，香油 2 克。

做法

1. 白萝卜洗净，切丝；番茄洗净，去皮，切块。

2. 锅置火上，倒油烧热，放番茄酱炒匀，待炒出红汁时加入白萝卜丝翻炒片刻，倒入适量清水，大火烧开后转小火煮 5 分钟。

3. 下番茄块，煮沸后加盐调味，淋入香油即可。

白萝卜粥

材料 大米 100 克，白萝卜 150 克。

调料 盐、香油各适量。

做法

1. 将大米淘洗干净；白萝卜洗净，切丝。

2. 锅置火上，倒入大米和适量清水，大火烧沸，转小火煮至米粒七成熟。

3. 放入白萝卜丝，煮至米粒和萝卜丝熟透，调入盐、香油即可。

烹饪小帮手 也可用蜂蜜代替香油，有助于润肺止咳、润肠燥、解毒、美容养颜，还可辅助治疗咳嗽。

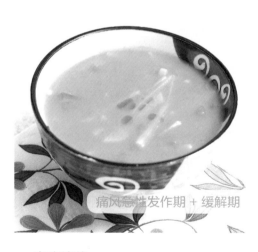

痛风急性发作期 + 缓解期

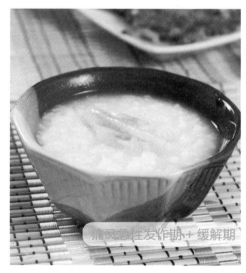

痛风急性发作期 + 缓解期

专家连线

痛风发作时应马上用降尿酸药吗?

痛风急发，降尿酸药无法控制关节炎症，相反因为其降低血尿酸水平，使关节内痛风石溶解形成针状晶体，会加重关节的炎症或（和）引起转移性痛风。所以应该等急性期炎症控制后再用降尿酸药。

推荐用量 每日 60 克（水发木耳）

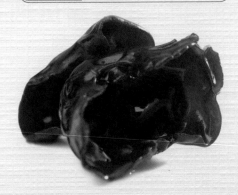

木耳

防凝血，缓解痛风症状

主要营养素 每 100 克含量	蛋白质	膳食纤维	钾
	1.5 克	2.6 毫克	52 毫克

营养功效

木耳含有丰富的碳水化合物、膳食纤维、B 族维生素、钾等营养成分。其中木耳所含的特殊胶质具有很强的吸附作用，对无意中食下的难以消化的头发、谷壳、沙子、金属屑等异物有包裹作用。木耳多糖可以有效预防血栓形成，有防治动脉粥样硬化和冠心病的食疗作用。

降尿酸关键营养成分

碳水化合物 ☑ 钾 ☑
膳食纤维 ☑

对痛风和并发症的益处

防凝血、防结石。木耳所含的木耳多糖可有效减少血液的凝固，防治血栓形成。因此，痛风以及合并高脂血症的患者可经常食用。木耳对胆结石、肾结石、膀胱结石等内源性异物也有比较显著的化解功能。

这样吃才健康

1 木耳尤其是鲜木耳含有卟啉，人吃了后，经阳光照射容易发生光敏性皮炎，导致出现皮肤瘙痒、皮疹、水肿等，因此，尽量不吃鲜木耳，干木耳在吃之前也要进行充分泡发，最大程度减少有害物质。

2 干木耳泡发洗净焯烫后，直接或与黄瓜、洋葱、西蓝花等一起加调味料凉拌食用，不仅口感清爽，而且降压、减肥，对痛风患者有益。

3 木耳除了凉拌和炒食外，用来做馅也是非常不错的选择，痛风患者在缓解期可以用水发木耳 + 蔬菜 + 猪肉或虾肉来包饺子，既美味又健康。

痛风调养食谱

桂花木耳

材料 干木耳 30 克。

调料 冰糖 20 克，枸杞子、糖桂花各 10 克。

做法

1. 木耳洗净，用温水泡发，撕小朵。

2. 汤锅里加入适量水，放入木耳大火煮开后加入冰糖，再次烧开后转小火煮 20 分钟左右，加入枸杞子和糖桂花，继续煮 5 分钟左右待其浓稠后即可关火。

木耳蒸蛋

材料 水发木耳 50 克，鸡蛋 2 个，枸杞子 5 克。

调料 盐 3 克。

做法

1. 木耳洗净，切碎；鸡蛋打散，加少许盐调味，并对入适量白开水搅拌均匀；将切碎的木耳放入蛋液中。

2. 锅内加水烧开，将备好的蛋液隔水蒸 10 分钟，关火即可。

3. 将洗净的枸杞子放在蒸蛋上作装饰。

烹饪小帮手 蒸蛋的时候，锅与锅盖之间隔一条缝，这样可以使蛋蒸得更鲜、更嫩、更滑！

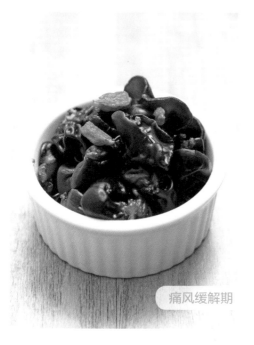

痛风缓解期

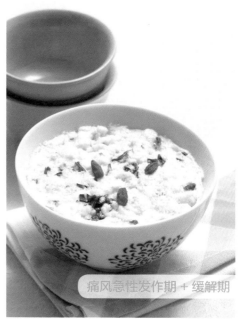

痛风急性发作期 + 缓解期

适量吃的
中嘌呤类

| 嘌呤含量 | 33 | 中 | ★★☆ |

茼蒿

消肿利尿

推荐用量 **每日 80 克**

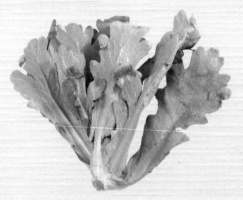

主要营养素 每 100 克含量	胡萝卜素	维生素 C	钾
	1510 微克	18 毫克	220 毫克

营养功效

茼蒿含丰富的叶绿素，具有调节体内胆固醇的功效。茼蒿也含有丰富的钾，能将多余的钠运出体外，对于痛风合并高血压患者来说可以说是最佳的食用蔬菜。中医学认为，茼蒿性味甘辛、平，具有消痰、通利二便的功效，适量食用有助于尿酸的排泄。

降尿酸关键营养成分

钾 ☑ **胡萝卜素** ☑

对痛风和并发症的益处

消肿利尿。茼蒿含有丰富的维生素、钾以及多种氨基酸等营养物质，有消肿利尿、降压补脑、养心安神的功效，平时可适量食用，对痛风合并高血压患者有益。

这样吃才健康

1 茼蒿可与鸡蛋、豆腐、肉类等一起炒制，也可单独清炒，清炒后有一股特殊的香味，而且可消肿利尿，非常利于痛风患者食用。

2 茼蒿与肉、蛋类食物共炒可提高其维生素 A 的利用率，有助于维持正常视觉功能。

3 茼蒿中的芳香精油遇热易挥发，会减弱茼蒿的健胃作用，烹调时应大火快炒。

痛风调养食谱

双仁拌茼蒿

材料 茼蒿 250 克，松子仁、花生仁各 25 克。

调料 盐 3 克，香油 2 克。

做法

1. 将茼蒿择洗干净，下入沸水中焯 1 分钟，捞出，凉凉，沥干水分，切段；松子仁和花生仁挑去杂质。

2. 炒锅置火上烧热，分别放入松子仁和花生仁炒熟，取出，凉凉。

3. 取盘，放入茼蒿，用盐和香油拌匀，撒上松子仁和花生仁即可。

烹饪小帮手 松子仁和花生仁入锅略翻炒几下后，为避免炒煳，可关火，用锅的余热即可将其炒香。

茼蒿豆腐

材料 茼蒿 150 克，豆腐 300 克。

调料 葱花 5 克，盐 3 克，水淀粉各适量。

做法

1. 茼蒿择洗干净，切末；豆腐洗净，切丁。

2. 炒锅置火上，倒入植物油烧至七成热，放葱花炒香，放入豆腐丁翻炒均匀。

3. 锅中加适量清水，烧沸后转小火，倒入茼蒿末翻炒 2 分钟，加盐调味，出锅前水淀粉勾芡即可。

烹饪小帮手 若担心豆腐容易炒碎，可烧开水后，加适量盐，将豆腐块放入其中焯烫一下。

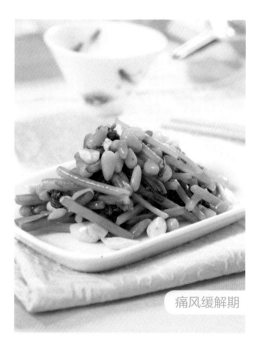

痛风缓解期

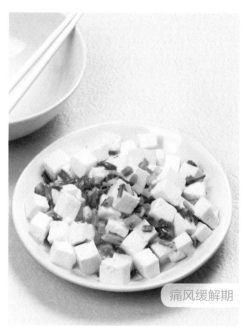

痛风缓解期

嘌呤含量 25	中	★★☆		推荐用量 每日 70 克

韭菜

适合痛风合并高脂血症

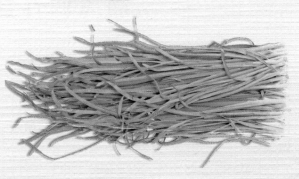

主要营养素 每 100 克含量	钙	磷	镁
	42 毫克	38 毫克	25 毫克

营养功效

韭菜有健胃、提神、温暖作用。根、叶捣汁外敷有消炎止血、止痛之功。适用于肝肾阴虚盗汗、遗尿、尿频、妇女痛经、经漏、带下以及跌打损伤、吐血等症，中医常常用韭菜来补肾阳虚，治疗精关不固等。

降尿酸关键营养成分

钙 ☑ **磷** ☑

对痛风和并发症的益处

控制尿酸水平。 韭菜中所含的挥发油、含硫化合物以及钙、磷、镁、锌等元素具有促进血液循环、提高胰岛素敏感性等作用，从而有助于控制体内尿酸水平的升高。

降低血脂。 韭菜含有的挥发油及含硫化合物具有促进食欲、杀菌和降低血脂的作用。因此，对痛风合并高脂血症患者有益。

这样吃才健康

1 韭菜常见的烹调方法为炒食、做汤、做馅等。韭菜很容易熟，炒的时候要大火快炒，这样能减少营养素的破坏，而且口感好，更能增强食欲。炒韭菜时最后放盐，除了可减少水溶性降脂成分流出，还能降低盐分的吸收，对痛风合并高脂血症患者有益。

2 韭菜可以和猪血或鸡蛋一起搭配快炒，既美味又能均衡营养，还能促进尿酸排出。

痛风调养食谱

韭菜鸡蛋盒子

材料 韭菜末 200 克，鸡蛋 3 个，面粉 500 克。

调料 盐 5 克，胡椒粉少许。

做法

1. 鸡蛋洗净，磕开，加盐调成蛋液，炒成块，盛出；韭菜末、鸡蛋块、胡椒粉做成馅。

2. 取面粉，加温水，制成面团，饧 20 分钟，揉搓，下剂子，擀成面皮，包入馅料，做成半月形生坯。

3. 取平底锅放适量植物油烧至五成热，下入生坯，煎至两面金黄即可。

豆腐干炒韭菜

材料 韭菜 300 克，豆腐干 1 块，虾皮 20 克。

调料 盐 3 克。

做法

1. 豆腐干洗净，切条；韭菜洗净，用清水浸泡半小时，捞出切段。

2. 炒锅置火上，倒油烧热，放入韭菜段、豆腐干条及虾皮，快速翻炒。

3. 锅内放入盐，炒至韭菜断生，装盘即可。

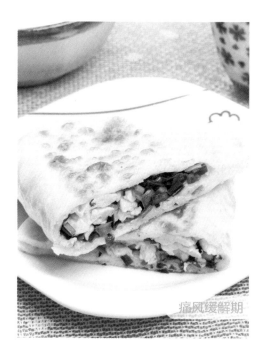

痛风缓解期

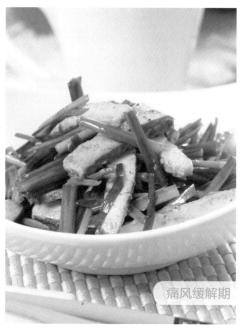

痛风缓解期

推荐用量 每日 50 克（水发海参）

嘌呤含量 4 低 ★☆☆

海参

低嘌呤，补肾强身

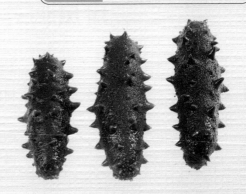

主要营养素 每 100 克含量	蛋白质	镁	钙
	16.5 克	149 毫克	285 毫克

营养功效

海参含蛋白质、维生素 B_1、维生素 B_2、维生素 E、牛磺酸、海参多糖等，是一种高蛋白、低嘌呤、低脂肪的营养食品，是痛风患者理想的海产品选择。尤为一提的是，海参所含的锌、酸性黏多糖、海参素等活性物质，能改善脑、性腺神经功能传导，延缓衰老。

降尿酸关键营养成分

碳水化合物 ☑ **钾** ☑

对痛风和并发症的益处

保护肾脏。 临床上，不少痛风患者最终发展成肾衰竭，所以痛风患者平时要注意养肾。中医认为，海参具有补肾气、益精血之功效，具有强肾的作用。另外，海参多糖还具有抗血栓的作用。

这样吃才健康

1 海参经过水发好以后，可以选择红烧、葱烧、烩等烹调方法，既可以提高色香味，且不会导致嘌呤过高。另外，烹饪时不宜放醋，因为醋会破坏海参所含有的胶原蛋白，使营养价值大大下降。

2 因外伤出血引起的创口不愈者，可用海参炖黄芪，有生肌、促进伤口愈合的作用。

3 海参富含蛋白质和钙，不宜与含鞣酸较多的水果（如葡萄、山楂、石榴、橄榄等）同食，以免蛋白质、钙与鞣酸结合形成难溶的物质，降低食物营养价值，甚至引起胃肠道的不适。

痛风调养食谱

葱烧海参

材料 水发海参 150 克，葱 100 克。

调料 盐、料酒、胡椒粉、酱油、花椒各适量。

做法

1. 水发海参冲净，切片；葱切段。

2. 海参入砂锅中，加料酒，小火煨 20 分钟。

3. 锅中放油烧热，炒香花椒，捞出，放入葱段，小火炒黄。

4. 放入海参及其他调料，调好味即可。

烹饪小帮手 海参烹煮的时间不宜过长，不然吃起来口感不够鲜嫩。

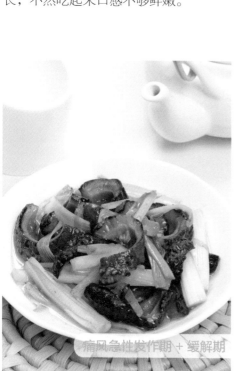

痛风急性发作期 + 缓解期

韭菜海参粥

材料 水发海参 100 克，韭菜 50 克，大米 60 克。

调料 盐、香油各适量。

做法

1. 大米淘洗干净；水发海参冲净，切丁；韭菜洗净，切碎。

2. 汤锅至火上，倒入大米和适量清水，大火烧开，转小火煮成米粒熟烂的稀粥。

3. 加海参丁煮 5 分钟，加韭菜碎搅拌均匀，加盐调味，淋上香油即可。

烹饪小帮手 韭菜可以换成白菜等其他嘌呤含量低的绿叶蔬菜，可以增加纤维素摄入量，促进排便。

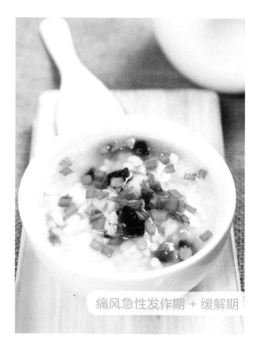

痛风急性发作期 + 缓解期

推荐用量 每日 50 克（鲜海蜇）

海蜇

降血压，低嘌呤

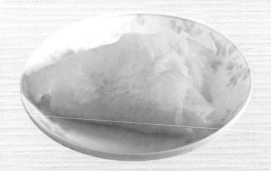

主要营养素 每 100 克含量	蛋白质	钙	铁
	3.7 克	150 毫克	4.8 毫克

营养功效

海蜇含有丰富的水分、蛋白质以及微量元素等，其嘌呤含量低，可为痛风患者提供诸多营养。新鲜海蜇经加工后变为成品，伞部称为海蜇皮，口腔部称为海蜇头。蜇皮、蜇头都可食用或药用，有防止动脉硬化和地方性甲状腺肿的作用。

降尿酸关键营养成分

钾☑ 铁☑

对痛风和并发症的益处

降低血压。 海蜇中有类似乙酰胆碱的物质，能减弱心肌收缩力、降低血压，而海蜇还具有扩血管作用，尤其是对早期高血压疗效最佳，加之海蜇嘌呤含量很低，因此，痛风伴有高血压的患者可以适当食用。

这样吃才健康

1 海蜇嘌呤含量较低，最常见的食用方法是和其他各种蔬菜搭配凉拌食用，能够使营养更加丰富多样。

2 海蜇 50 克，荸荠 4 枚，两者用水煎服，可辅助治疗大便燥结。

3 将海蜇皮、莴笋或萝卜一起凉拌食用，具有利尿、排尿酸的功效，很适合痛风患者。

痛风调养食谱

海蜇拌萝卜丝

材料 海蜇皮 100 克，白萝卜 200 克。

调料 蒜末6克，生抽、醋各10克，香油3克。

做法

1. 海蜇皮切丝，清水浸泡、去盐分，洗净；白萝卜洗净，切丝。

2. 将海蜇丝和白萝卜丝放入盘内，加入蒜末、生抽、醋、香油拌匀即可。

烹饪小帮手 白萝卜可换成黄瓜，也是清凉爽口的一道菜。

海蜇菠菜汤

材料 海蜇皮 150 克，菠菜 150 克。

调料 盐、香油、水淀粉、葱花各适量。

做法

1. 海蜇皮切成条，清水浸泡、去盐分，洗净；菠菜择洗干净，放入沸水中焯烫 1 分钟，捞出，切段。

2. 锅置火上，倒植物油烧热，爆香葱花，倒入适量水烧开。

3. 加入菠菜段、海蜇条，加盐调味，水淀粉勾芡，淋上香油即可。

烹饪小帮手 海蜇在沸水中不宜久煮。

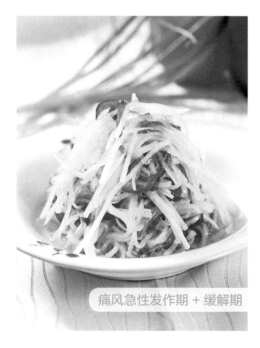

痛风急性发作期 + 缓解期

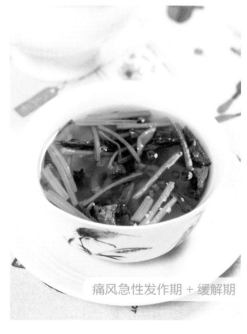

痛风急性发作期 + 缓解期

推荐用量 **每日 50 克**

猪血

痛风患者的"液态肉"

主要营养素 每 100 克含量	蛋白质	脂肪	铁
	12.2 克	0.3 克	8.7 毫克

营养功效

猪血有"液态肉"之称，也叫"血豆腐"，所含蛋白质的氨基酸比例与人非常相似，很容易被人体吸收。猪血能为人体提供多种微量元素，对营养不良、肾脏疾患、心血管疾病的病后调养都有益处。

降尿酸关键营养成分

钾 ☑

对痛风和并发症的益处

保护心血管。 猪血的嘌呤含量很少，含有一定量的卵磷脂，有抑制低密度脂蛋白的作用，可预防动脉硬化，对痛风合并高血压、痛风合并冠心病、痛风合并高脂血症有益。

这样吃才健康

1 猪血性平、味咸，不宜单独烹饪，可以先放在开水中焯一下，切块炒、烧或做汤。猪血也是理想的补血品。如猪血菠菜汤，也可用猪血炒菜，如红白豆腐、猪血炒青蒜、猪血炒韭菜等，不仅营养搭配合理，而且味道好。需要注意的是，在烹饪时，一定要把猪血焯透、炒熟。

2 猪血 250 克，洗净切小块；大枣 5颗，当归 5 克，两者煎煮 1 小时后，放入猪血块，加调料即可，有补血的良效。

3 买回猪血后要注意不要让凝块破碎，除去少数附着的猪毛及杂质，然后烹饪。

痛风调养食谱

韭菜烧猪血

材料 韭菜 100 克，猪血 300 克。

调料 花椒粉、盐各适量。

做法

1. 韭菜择洗干净，切段；猪血冲一下，切块。

2. 锅内倒入植物油，烧至七成热，撒入花椒粉炒香，倒入猪血块炒匀。

3. 加适量水烧 8 分钟，放韭菜段炒出汤，加盐调味即可。

烹饪小帮手 若觉得猪血有腥味，可以用开水氽烫再用，能有效去腥并避免出水。

菠菜猪血汤

材料 猪血、菠菜各 200 克。

调料 盐 2 克，姜片 8 克，香油少许。

做法

1. 菠菜洗净，焯水后切段；猪血洗净后切块。

2. 锅内放油烧热，炒香姜片，放适量开水、猪血煮沸，加菠菜段稍煮，加盐调味，滴香油即可。

烹饪小帮手 若觉得猪血有腥味，可以用开水氽烫再用，能有效去腥并避免出水。

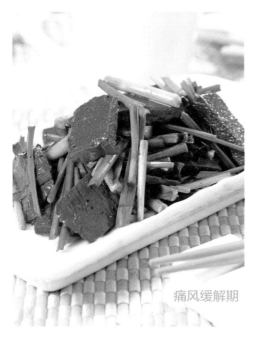

痛风缓解期

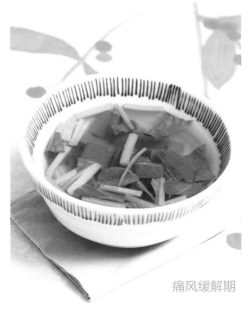

痛风缓解期

推荐用量 每日 60 克

鸡蛋

痛风患者的营养库

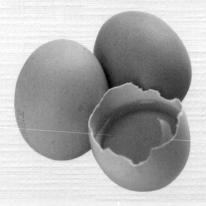

主要营养素 每 100 克含量	蛋白质	脂肪	硒
	13.3 克	8.8 克	14.34 微克

营养功效

鸡蛋一直有"全营养食品"的美称，鸡蛋中的蛋白质对肝脏组织损伤有修复作用。蛋黄中的卵磷脂可促进肝细胞的再生，增强机体的代谢功能和免疫功能；硒、锌等矿物质能发挥防癌的作用。

降尿酸关键营养成分

硒 ☑

对痛风和并发症的益处

提供优质蛋白质。鸡蛋不仅含嘌呤低，还富含优质蛋白质，是痛风患者在急性期补充蛋白质的优选食材。

健脑护心。蛋黄中含有丰富的卵磷脂，可以帮助脂类代谢，有助于健脑益智；含有多不饱和脂肪酸，对预防心脏病有益。

这样吃才健康

1 吃鸡蛋最好是蛋清蛋黄一起吃，可以蒸煮着吃或者做蛋花汤吃，这样最容易消化，很适合痛风患者食用。蒸蛋时不要在搅拌鸡蛋的时候放入油或盐，这样易使蛋胶质受到破坏，蒸出来的蛋羹又粗又硬。也不要用力搅拌，略搅几下，保证搅拌均匀就上锅蒸。另外，蒸蛋羹时可加入少许牛奶，能让其口感更滑嫩，营养更丰富。

2 痛风患者最好在早上或中午吃鸡蛋，可以为一天的工作提供充足营养，也可避免晚上摄入过多胆固醇。

痛风调养食谱

鸡蛋炒菠菜

材料 菠菜 200 克，鸡蛋 2 个。

调料 盐、蒜末各适量。

做法

1. 菠菜择洗干净，用沸水焯烫，捞出，沥干，切段；鸡蛋打散，加少许盐搅匀。
2. 锅内倒入适量油，待油七成热的时候倒入打好的鸡蛋液，炒好盛出。
3. 锅内加入蒜末爆香，倒入菠菜翻炒至变软，加炒好的鸡蛋和适量盐即可。

烹饪小帮手 也可以将菠菜换成 150 克韭菜，不但能帮助增加食欲，还能活血散瘀、温肾壮阳，但要注意韭菜嘌呤含量中等，不适于痛风急性发作期患者食用。

鸡蛋水果沙拉

材料 香蕉肉 100 克，芒果 100 克，猕猴桃 80 克，鸡蛋 1 个，原味酸奶、葡萄干各适量。

做法

1. 鸡蛋煮熟，切成小块；香蕉切丁；芒果、猕猴桃去皮，洗净，切丁。
2. 取盘，放入鸡蛋丁、香蕉丁、芒果丁、猕猴桃丁和葡萄干。
3. 将原味酸奶淋在水果丁上拌匀即可。

烹饪小帮手 鸡蛋在煮的时候火候不宜过大，以中火为宜，鸡蛋煮出来老嫩较适中。

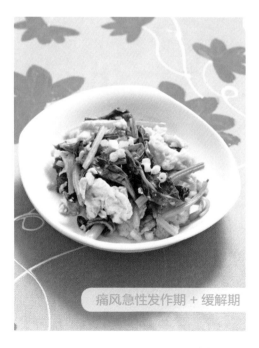

痛风急性发作期 + 缓解期

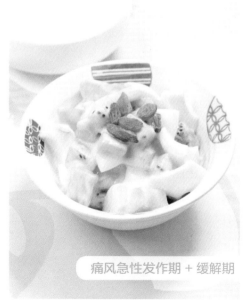

痛风急性发作期 + 缓解期

适量吃的
中嘌呤类

嘌呤含量 108 中 ★★☆

推荐用量 **每日 80 克**

兔肉

为痛风患者补充优质蛋白质

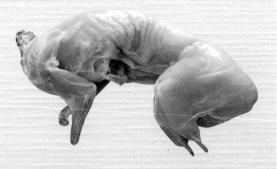

主要营养素 每100克含量	蛋白质	脂肪	钾
	19.7 克	2.2 克	284 毫克

营养功效

兔肉属于高蛋白、低脂肪、低胆固醇的食物。兔肉的这些特点，使它成为较为理想的肉类食品，既能为"三高"及痛风患者提供优质蛋白质，又不易使人发胖。兔肉还含钾、硒、磷及多种维生素，可增强体质。

降尿酸关键营养成分

钾 ☑

对痛风和并发症的益处

防止血栓。兔肉富含易消化的卵磷脂，有较强的抑制血小板凝聚的作用，可以防止血栓的形成，保护血管壁；且胆固醇含量少，能防止动脉硬化。

这样吃才健康

1 兔肉鲜嫩，肌纤维短，而结缔组织少，适用于炒、焖等烹调方法，不仅味道鲜美，而且能避免煲汤所导致的高嘌呤摄入。

2 肉类的烹调方法，应该统一遵循"低脂"的原则，先焯烫，再加少量油炒香，并且烹调温度不宜过高。

3 兔肉和莴笋同食，具有高蛋白质、低脂肪、低胆固醇、低糖的优点，所以很适合痛风并发高血压、糖尿病患者食用。

4 兔肉可以焖熟后和茼蒿、黄瓜之类的蔬菜凉拌，不但口味鲜香、爽口，还有利于痛风患者减肥。

痛风调养食谱

芝麻兔肉

材料 黑芝麻 10 克，兔肉 400 克。

调料 葱段、姜片、香油、盐各适量。

做法

1. 黑芝麻洗净，炒香备用；兔肉去皮，洗净，放入锅内，加凉水烧开。

2. 放入葱段、姜片，焯去血水，撇沫，捞出兔肉。

3. 锅内再放入清水，放兔肉用小火煮 1 小时，捞出凉凉，剁块装盘。

4. 碗内放香油、盐调匀，边搅边将黑芝麻撒入，最后浇在兔肉上即可。

烹饪小帮手 可加入适量咖喱，改善痛风合并糖尿病所伴随的脂质代谢紊乱。

兔肉炖南瓜

材料 兔肉 300 克，南瓜 250 克。

调料 葱花、盐各适量。

做法

1. 兔肉洗净，切成块，放入沸水中焯烫，捞出；南瓜洗净，切块。

2. 锅内倒入植物油，爆香葱花，放入兔肉块翻炒，变白后加南瓜块和适量水炖熟，最后用盐调味即可。

烹饪小帮手 兔肉在盆中用盐反复搅拌 3 ~ 5 分钟，放入水中洗净，然后加入沸水中，捞出就可以去除腥味。

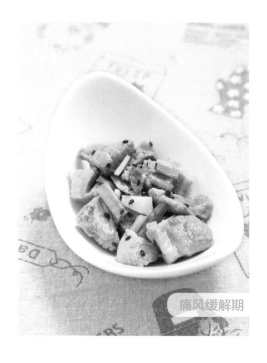

痛风缓解期

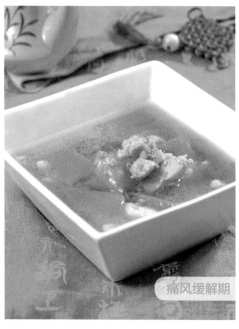

痛风缓解期

鸡肉

提高痛风患者抵抗力

主要营养素 每100克含量	蛋白质	脂肪	钾
	19.3 克	9.4 克	251 微克

营养功效

鸡肉中含有蛋白质，牛磺酸及多种维生素，是一种颇为适合食用的健脑肉类。其含有的牛磺酸还可以增强人的消化能力，起到抗氧化和一定的解毒抗炎作用。

降尿酸关键营养成分

钾 ☑

对痛风和并发症的益处

降胆固醇。鸡肉中含有丰富的氨基酸，能提高机体抵抗力，含有的油酸和亚油酸能降低低密度脂蛋白含量，但其嘌呤含量中等，因此，痛风合并高脂血症患者在缓解期可适量食用。

这样吃才健康

1 吃鸡肉时，因为鸡汤中含嘌呤物质较高，痛风患者不宜食用。鸡屁股是淋巴集中的部位，残留了大量致癌物质和细菌等，应该弃之。

2 鸡胸肉的脂肪含量很低，而且含有大量维生素，可用来炒青菜或凉拌，适合痛风患者适量食用。

3 可选用细嫩的"童子鸡"，大火快炒，保持鲜嫩美味。烹饪前，宜将鸡肉去皮，这样可以减少脂肪的摄入。

4 鸡肉与苹果搭配食用，可促进消化，营养物质更容易被人体吸收利用，且苹果可降低血压黏稠度，对痛风并发高脂血症患者有良好的缓解作用。

痛风调养食谱

人参鸡肉汤

材料 鸡肉 250 克，人参 5 克，枸杞子适量。

调料 葱段、姜块各 5 克，盐 3 克，料酒 5 克，香油 2 克。

做法

1. 鸡肉切块洗净，放入沸水中焯透，捞出；人参洗净。

2. 砂锅置火上，倒入适量温水，放入鸡块、人参、葱段、姜块、料酒、枸杞子，大火烧开后转小火炖至鸡块肉烂，用盐和香油调味即可。

烹饪小帮手 鸡肉可以和红薯搭配，红薯较人参常见，经济易得，营养成分也很丰富。

苹果炒鸡柳

材料 苹果、鸡胸肉各 200 克。

调料 姜丝、水淀粉、葱花、料酒、盐各适量。

做法

1. 苹果洗净，去皮，除核，切条；鸡胸肉洗净，切丝，用料酒和水淀粉抓匀，腌渍 15 分钟。

2. 炒锅置火上，倒入适量植物油，待油烧至七成热，放葱花、姜丝炒香，放入肉丝煸熟。

3. 倒入苹果条翻炒 1 分钟，用盐调味即可。

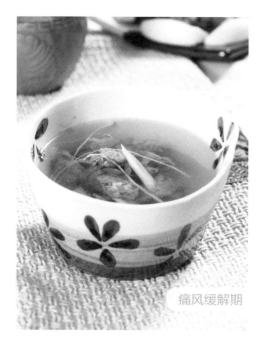

痛风缓解期

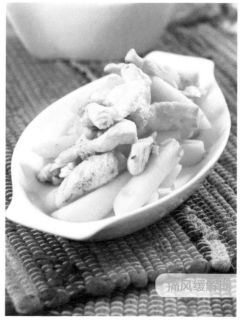

痛风缓解期

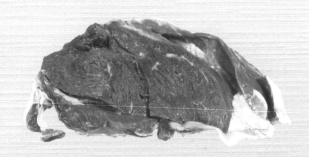

| 嘌呤含量 84 中 ★★☆ | 推荐用量 每日 80 克 |

牛肉

痛风缓解期的营养补给

主要营养素 每100克含量	蛋白质	脂肪	硒
	19.9 克	4.2 克	6.45 微克

营养功效

牛肉含蛋白质、B 族维生素及钙、钾、锌、镁、铁等营养成分，有"肉中骄子"的美称。精牛肉平均脂肪含量仅为 6%，而嫩牛肉为 3.7%，热量低，但富含亚油酸。亚油酸具有降低血液胆固醇、软化血管、促进微循环的作用，有助于预防心血管疾病。

降尿酸关键营养成分

硒 ☑ 亚油酸 ☑

对痛风和并发症的益处

利尿，强筋骨。牛肉能利尿消肿、强筋健骨，其所含嘌呤属中等，不适合痛风急性期食用，但牛肉所含的氨基酸组成更接近人体需要，适量食用可提高人体抗病能力，所以可以作为缓解期的营养补充。

这样吃才健康

1 牛肉营养非常丰富，可以选择烧、炖、蒸、烤、焖等，但牛肉有些许膻味，影响进食。痛风患者在烹饪时，可以选择加入适量黑胡椒和洋葱，帮助去除腥味，以免影响食欲。

2 牛肉不宜熏、烤、炸，以免产生苯并芘和亚硝胺等致癌物质。

3 牛肉后腿部位脂肪含量少，胆固醇含量也低，更适合痛风合并高脂血症患者食用。

4 牛肉的肌肉纤维较粗糙，不易消化，肠胃较弱的人不宜过量食用，可适当吃些嫩牛肉。

痛风调养食谱

葱爆牛肉

材料 牛肉250克，葱白20克，熟芝麻10克，干香菇3朵。

调料 蒜片、姜片、酱油、料酒、盐、米醋各适量。

做法

1. 牛肉清洗干净后切片，放入瓷碗内，放入芝麻、蒜片、姜片、酱油、料酒搅拌均匀，腌十几分钟。

2. 干香菇水发后，洗净，去蒂切丝；葱白切段。

3. 炒锅内倒入油烧至八成热，放入牛肉片、香菇丝、葱白爆炒熟，然后放入蒜、米醋、盐炒匀装盘，撒上熟芝麻即可。

葛根山楂炖牛肉

材料 葛根20克，山楂60克，瘦牛肉400克，白萝卜150克。

调料 料酒10克，姜片8克，盐5克。

做法

1. 葛根洗净，切片；牛肉和白萝卜洗净，切成3厘米见方的块。

2. 将葛根、山楂、牛肉、料酒、白萝卜块、姜片放入炖锅内，加水适量，用大火烧沸，再改小火炖2小时，加盐调味即可。

烹饪小帮手 牛肉煮前先涂一层芥末，次日用冷水冲洗干净后下锅煮，再放点酒、醋，这样牛肉容易煮烂，且肉质变嫩，色香味俱佳。

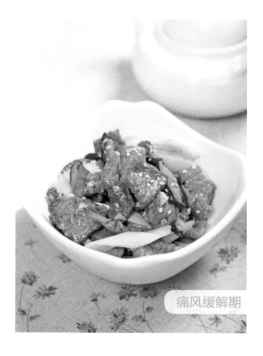

痛风缓解期

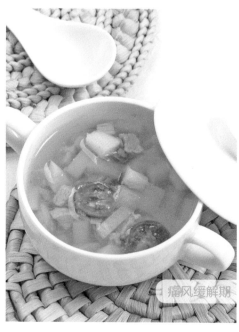

痛风缓解期

| 嘌呤含量 138 | 中 ★★☆ | | 推荐用量 每日 45 克 |

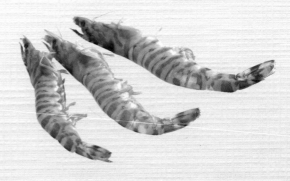

海虾

为痛风患者提供
不饱和脂肪酸

主要营养素	蛋白质	维生素 E	锌
每 100 克含量	16.8 克	2.79 毫克	56.41 微克

营养功效

虾营养价值丰富，含有大量优质蛋白质和矿物质（锌、钙、铁、碘、镁、硒、钾等），有助于补肾壮阳。虾中还含大量的维生素 E 及 B 族维生素，有降血压、降血脂、软化血管、预防冠心病的作用，还有保持皮肤弹性及美容作用。

降尿酸关键营养成分

钾 ☑

对痛风和并发症的益处

保护心脑血管。 来自于深海的鱼虾类食物中含有长链的多不饱和脂肪酸——DHA（二十二碳六烯酸）和 EPA（二十碳五烯酸），能帮助降低血液中胆固醇和甘油三酯的含量，促进体内饱和脂肪酸的代谢，从而降低血液黏稠度，增进血液循环，有助于帮助痛风患者预防动脉粥样硬化、冠脉血栓、高血压等心脑血管疾病的形成和发展。

这样吃才健康

1 虾背上的虾线，是虾未排泄完的废物，如果吃到嘴里有泥腥味，影响食欲，所以应去掉。

2 腐坏变质的虾不可食。色发红、身软、掉头的虾不新鲜，尽量不吃。

3 在食用海虾时，最好与姜、醋等佐料共同食用。因为姜、醋对于海虾中残留的有害细菌能起到一定的杀除作用。

痛风调养食谱

盐水虾

材料 海虾 400 克。

调料 葱段、姜片各 10 克，盐、料酒各 5 克，花椒 3 克。

做法

1. 海虾剪去虾须，洗净备用。

2. 锅中倒入适量清水，放入所有调料，大火煮沸，撇去浮沫后放入海虾煮熟，捞出，凉凉。

3. 剩下的汤去掉葱段、姜片、花椒，冷却后将虾倒回原汤浸泡入味。食用时，将虾摆盘，淋上少许原汤即可。

烹饪小帮手 虾易熟，所以一般煮几分钟后立即捞出来（如果煮老了，口感不会好），然后过冷水，可使虾的肉质更紧密。

虾仁烩冬瓜

材料 虾仁 60 克，冬瓜 250 克。

调料 葱花、花椒粉、盐各适量。

做法

1. 虾仁洗净；冬瓜去皮、瓤，洗净，切块。

2. 炒锅倒入植物油烧至七成热，下葱花、花椒粉炒出香味，放入冬瓜块、虾仁和适量水烩熟，用盐调味即可。

烹饪小帮手 做这道菜所用的虾最好选用新鲜的虾仁，味道才浓厚，市场上卖的虾仁有的是水发的，味道欠佳口感也不好。

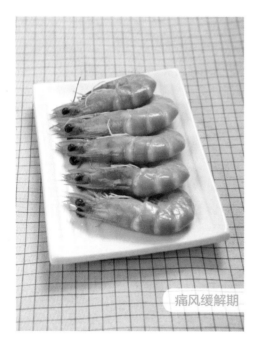

痛风缓解期

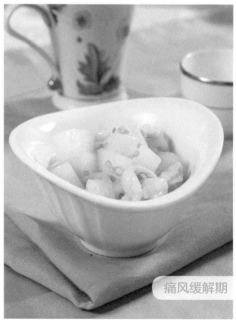

痛风缓解期

推荐用量 每日 80 克

嘌呤含量 1 低 ★ ☆ ☆

梨

有助于肾脏排泄尿酸

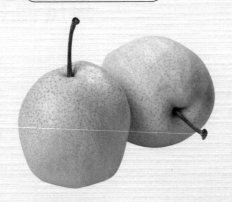

主要营养素 每100克含量	碳水化合物	蛋白质	膳食纤维
	13.3 克	0.4 毫克	3.1 克

营养功效

梨含有丰富的维生素、胡萝卜素以及苹果酸、柠檬酸等有机酸和果酸，有较好的养肺、保肝和帮助消化的作用。另外，梨富含膳食纤维，能减少胆固醇的吸收，降低血中胆固醇水平。

降尿酸关键营养成分

钾 ☑ 维生素 C ☑ 膳食纤维 ☑

对痛风和并发症的益处

利尿护心。梨被称为"百果之宗"，有生津止渴、清热化痰的功效。其中丰富的维生素和果胶能保护心脏以及促进尿酸排出，对预防痛风性关节炎等有很大帮助，被称为"抗风使者"。

这样吃才健康

1 梨偏寒，同其他食材一起煲汤后食用，可帮助去掉梨的寒性，释放去燥润肺的功效，消热去火。

2 梨切开、去核切片，川贝母碾成粉，两者放入碗中，加适量冰糖和清水，大火蒸 30 分钟左右，对治疗咳嗽很有效果。

3 炖梨以香梨、鸭梨为好，因其香甜细嫩，而沙梨等过于粗糙，不宜用来炖，直接食用更佳。

4 梨除了当水果吃，还能做凉拌菜、煲汤食用。痛风患者最好煮梨水喝，并且把梨肉也吃下去，既能发挥利尿作用，又能保证足够的营养摄入。

痛风调养食谱

胡萝卜梨汁

材料 胡萝卜 100 克，雪梨 200 克。

调料 蜂蜜 10 克。

做法

1. 胡萝卜洗净，切小段；雪梨洗净，去皮、核，切块。

2. 将切好的食材一起倒入全自动豆浆机中，加入适量凉开水，按下"果蔬汁"键，搅打均匀后倒入杯中，加入蜂蜜搅匀即可。

烹饪小帮手 胡萝卜可以换成其他水果，如猕猴桃或者草莓，也适合痛风患者饮用。

冰糖蒸梨

材料 梨 200 克。

调料 冰糖 10 克。

做法

1. 梨洗净，去皮，切半去核。

2. 将冰糖放在梨核的位置，放入碗里，上锅隔水蒸 15 分钟左右即可。

烹饪小帮手 由于梨含有的水分很多，蒸梨时会流出很多甜汤，所以碗里不要加水。

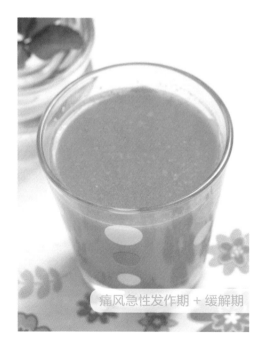

痛风急性发作期 + 缓解期

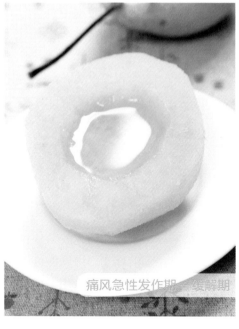

痛风急性发作期 + 缓解期

| 嘌呤含量 | 1 | 低 ★☆☆ | 推荐用量 | 每日 50 克 |

菠萝

利尿降尿酸，助消化

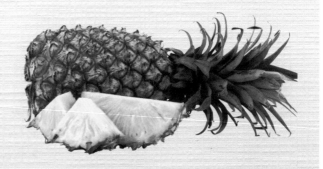

主要营养素 每 100 克含量	碳水化合物	膳食纤维	钾
	10.8 克	1.3 克	113 毫克

营养功效

菠萝含有丰富的果汁，其成分能有效地分解脂肪，有助于减肥。另外，菠萝所含的菠萝蛋白酶能有效分解肉类食物中的蛋白质，增加肠胃蠕动，有助于营养吸收。菠萝还能加强体内纤维蛋白的水解作用，对缓解高血压水肿、血栓形成等有效，有改善血循环，消除水肿炎症的良好作用。

降尿酸关键营养成分

钾 ☑ 维生素 C ☑

对痛风和并发症的益处

清热利尿。 中医认为，菠萝具有清热生津、利小便的作用，可以促进尿酸的排泄，适合痛风急性期食用。现代医学认为，菠萝富含碱性成分，是一种能使组织中沉积的尿酸盐溶解的水果。

这样吃才健康

1 菠萝可榨汁、做菜、做罐头等，也可直接食用，但可能会引起过敏反应，因此，为了防止过敏，痛风患者在食用菠萝前，可将菠萝在淡盐水中浸泡一段时间。

2 菠萝 100 克，削皮后榨汁服用，对消化不良有一定的改善作用。

3 也可以将菠萝切成片或块，用盐水泡过后再吃。

4 菠萝和番茄搭配能疏通血管，预防心血管疾病；和草莓搭配，能健脾益胃、解暑止渴，都比较适合痛风患者食用。

痛风调养食谱

菠萝糖水

材料 菠萝 300 克，冰糖 50 克。

调料 蜂蜜适量。

做法

1. 将菠萝肉切块，用清水泡一下。
2. 将菠萝块放入锅内，加入适量水，水要没过菠萝。
3. 用大火烧开，加入适量冰糖，转至中火。待冰糖化后，熄火，加入适量蜂蜜搅拌均匀即可。

烹饪小帮手 也可以应用相同的方法，把菠萝换成桃子，做成桃子糖水，桃子的嘌呤含量也较低，适合痛风患者食用。

菠萝咕咾肉

材料 菠萝肉 100 克，猪里脊肉 200 克，青甜椒、红甜椒各 40 克。

调料 醋、盐、番茄酱各适量。

做法

1. 菠萝肉切成块；猪肉冲净，切块；青、红甜椒洗净，切块。
2. 锅中加入适量凉水，放入猪肉，略煮，撇去浮沫，煮至八成熟。
3. 锅中倒油，放少量清水、醋、盐和番茄酱，搅拌均匀后放菠萝块、煮好的肉块、青椒片和红椒片，翻炒 2 分钟即可。

烹饪小帮手 肉块要在菠萝之后放，这样可以保持肉的嫩香。

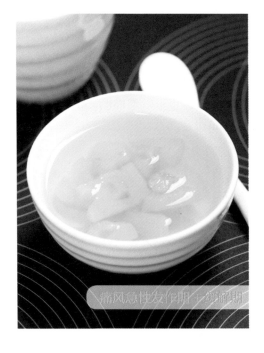

痛风急性发作期 缓解期

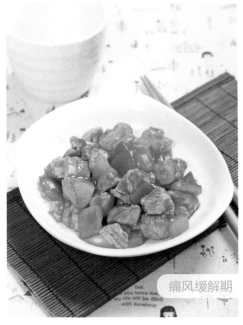

痛风缓解期

猕猴桃

高维生素C降尿酸

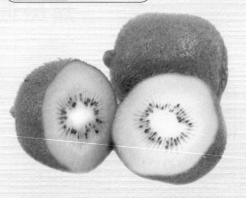

主要营养素 每100克含量	蛋白质	膳食纤维	维生素 C
	0.8 克	2.6 毫克	62 毫克

营养功效

猕猴桃被称为"维生素 C 之王"，其所含维生素 C 在人体内利用率高达 94%。此外，猕猴桃含有抗突变成分谷胱甘肽及硒，有利于预防肝癌、肺癌、皮肤癌、前列腺癌等。猕猴桃还含有大量的天然糖醇类物质肌醇，能有效地调节糖代谢，对防止糖尿病和抑郁症有独特功效。

降尿酸关键营养成分

维生素 C ☑ **钾** ☑ **膳食纤维** ☑

对痛风和并发症的益处

利尿降尿酸。 猕猴桃含较多的钾，有利尿通淋的功效，可以促进尿酸的排泄。

保护血管。 猕猴桃富含的精氨酸，是一种有效的血管扩张剂，能改善血液流动，阻止血栓形成，对降低冠心病、高血压、动脉硬化等心血管疾病的发病率有特别功效。

这样吃才健康

1 猕猴桃可选择直接吃、榨汁、制果脯等，也可以酿成酒。坚持适量食用，可以帮助缓解痛风症状。

2 猕猴桃一定要放熟才能食用。猕猴桃食用时间以饭后 1 ~ 3 小时较为合适（因为猕猴桃富含蛋白酶，可以帮助消化），不宜空腹吃。

3 猕猴桃一次不宜多吃，痛风患者每天只需吃一个中等大小的猕猴桃鲜果或饮一杯猕猴桃汁即可。

痛风调养食谱

猕猴桃杏汁

材料 猕猴桃 100 克，杏 30 克。

做法

1. 猕猴桃洗净，去皮，切小丁；杏洗净，去核，切小丁。
2. 猕猴桃丁和杏肉丁一同放入榨汁机中榨汁，倒入杯中饮用即可。

`烹饪小帮手` 杏有点酸，可以根据自己的口味换成其他水果，如草莓、香蕉等，或加些冰糖。

银耳猕猴桃羹

材料 猕猴桃 100 克，银耳（干）20 克，莲子 10 克。

调料 冰糖适量。

做法

1. 猕猴桃去皮，切丁；莲子洗净；银耳用水泡发 20 分钟，去蒂，撕成朵。
2. 锅内放水，加入银耳，大火烧开，加入莲子，转中火熬煮 40 分钟。
3. 加入适量冰糖，倒入猕猴桃丁，搅拌均匀即可。

`烹饪小帮手` 由于熬煮的时间较长，因此加水要足量，避免莲子熬煮不充分。

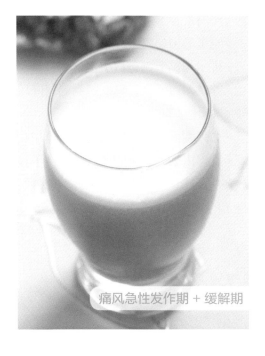

痛风急性发作期 + 缓解期

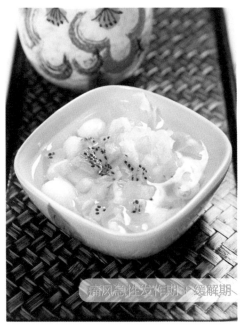

痛风急性发作期 + 缓解期

推荐用量 每日 150 克

桃子

高钾低钠，利尿降压

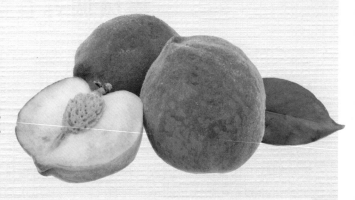

主要营养素 每 100 克含量	碳水化合物	膳食纤维	钾
	12.2 克	1.3 克	166 毫克

营养功效

桃子中含碳水化合物、蛋白质、维生素、膳食纤维等营养成分。尤为值得一提的是，桃含钾多，含钠少，适合水肿患者食用。桃子中富含的膳食纤维，有助于降低血液胆固醇水平。桃子富含的胶质物到大肠中能吸收大量的水分，从而达到预防便秘的效果。

降尿酸关键营养成分

维生素 C ☑ 钾 ☑ 膳食纤维 ☑

对痛风和并发症的益处

利尿降压。桃子含钾多而钠少，有利尿的功效，有助于尿酸排出，对痛风患者有益。另外，桃子中含有的钾可以帮助体内排出多余的钠盐，有降血压的功效。

这样吃才健康

1 鲜桃富含营养，可直接生食，也可蒸熟食用，或将鲜桃切成块，与其他水果一起拌成沙拉食用。

2 没有完全成熟的桃子最好不要吃，吃了易引起腹胀或腹泻。

3 桃子与莴笋都是口感很好、极富营养，两者同吃，可以起到利尿降尿酸的作用。

4 如果要充分地将桃子的香味、甜味发挥出来，正确的做法是把桃子存放在室温中即可，而且常温环境能抑制桃子的酸味，使其甜味增加。

痛风调养食谱

鲜桃大米粥

材料 鲜桃 150 克，大米 100 克，苹果 50 克，核桃仁 20 克。

调料 白糖少许。

做法

1. 鲜桃、苹果洗净，去皮去核，切丁。
2. 大米洗净，放入锅内，加水烧沸。
3. 改用小火煮成稀粥，将核桃仁、水果丁都放入粥内继续煮至核桃仁熟透后，加入白糖调味即可。

烹饪小帮手 如果桃子较硬，可以将其进入滚开的水中，1 分钟后捞出，放入冷水中，片刻之后取出，就能轻易地将皮剥下。

蜜桃红茶

材料 红茶 3 克，水蜜桃 1 个。

调料 柠檬汁、蜂蜜各 10 克。

做法

1. 将水蜜桃去皮、去核，洗净，切块。
2. 将水蜜桃放入锅中，倒入适量水煮开，加入红茶、柠檬汁后，继续煮 1 分钟。
3. 倒出茶汤，调入蜂蜜即可。

烹饪小帮手 给较硬的桃去皮时，可以将其浸入滚开的水中，1 分钟后捞出，放入冷水中，片刻之后取出，就能轻松地将皮剥下。

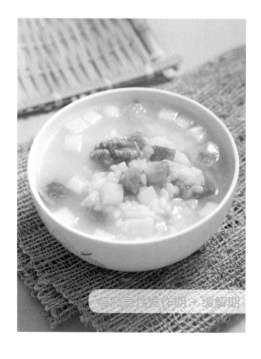

痛风急性发作期 + 缓解期

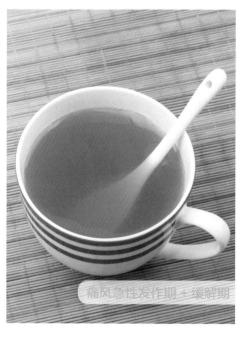

痛风急性发作期 + 缓解期

嘌呤含量	17	低 ★ ☆ ☆

推荐用量 每日 50 克

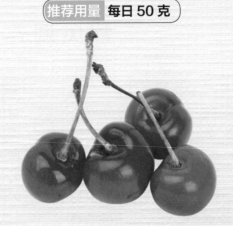

樱桃

缓解痛风关节炎症状

主要营养素 每 100 克含量	碳水化合物	蛋白质	钾
	10.2 克	1.1 毫克	232 毫克

营养功效

樱桃含有丰富的维生素、果胶及有机酸等营养成分。尤为一提的是，樱桃中含有一种被称为"花青素"的植物化学物质具有很强的抗氧化作用，对消除肌肉酸痛和发炎十分有效。

降尿酸关键营养成分

钾 ☑ **维生素 C** ☑ **膳食纤维** ☑

对痛风和并发症的益处

抗炎。樱桃富含的花青素和槲皮素还具有明显的抗炎作用，有助于预防痛风性关节炎的发生。

保护心脏。尿酸沉积在血管，动脉会慢慢硬化，阻碍血液流动，增加心脏病危险。樱桃所含有的花青素是很有效的抗氧化剂，可以促进血液循环，保护心脏健康。

这样吃才健康

1 樱桃适宜搭配牛奶食用，因为牛奶性微寒，可中和樱桃的热性，以免引起痛风患者内热郁积。需要注意的是，痛风患者在服药时，应避免食用樱桃，以免干扰药物的正常代谢，引起不良反应。

2 痛风患者可经常吃樱桃、饮樱桃汁（樱桃 80 克，凉白开 1 杯。樱桃洗净后去核，放入果汁机中加凉白开搅成樱桃汁）。锻炼后喝上一杯樱桃汁，有助于可以减轻肌肉酸痛。

痛风调养食谱

樱桃苹果汁

材料 苹果 200 克，樱桃 100 克。

做法

1. 将樱桃洗净，去蒂、除核；苹果洗净，切块。
2. 将苹果块和樱桃放入榨汁机中榨成汁即可。

烹饪小帮手 樱桃性热，西瓜性凉，因此苹果可换成西瓜，榨汁饮用，冷热平衡。

樱桃粥

材料 樱桃 50 克，糯米 20 克，大米 60 克。

调料 白糖适量。

做法

1. 大米和糯米洗净，熬粥。
2. 樱桃去核、切丁。
3. 白糖化成糖水，倒入粥内，加入樱桃丁即可。

烹饪小帮手 粥熬好以后可以放在冰箱中冷藏一下，然后再加冰糖水，夏季吃更清凉适口。

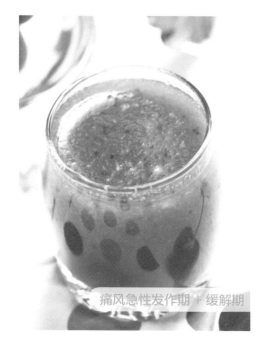

痛风急性发作期 + 缓解期

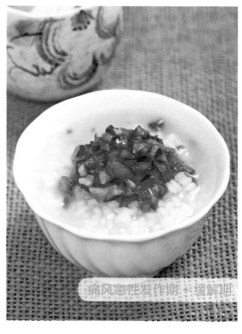

痛风急性发作期 + 缓解期

| 嘌呤含量 21 低 ★☆☆ | 推荐用量 每日 150 克 |

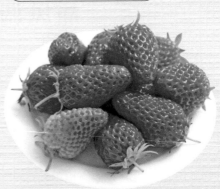

草莓

低嘌呤的排毒水果

主要营养素 每100克含量	碳水化合物	维生素 C	钾
	7.1 克	47 毫克	131 毫克

营养功效

草莓有"水果皇后"之称，不仅含糖量低，其维生素 C 和 B 族维生素的含量很高，还含钙、磷、铁、钾、锌、铬等人体必需的矿物质。草莓还含有丰富的纤维素及果胶，可以帮助消化、通畅大便，有助于排除体内毒素，对改善便秘和治疗痔疮，预防结肠癌等也有一定功效。

降尿酸关键营养成分

维生素 C ☑ 钾 ☑ 膳食纤维 ☑

对痛风和并发症的益处

降低尿酸。草莓中含维生素 C、水分和钾，有助于促进尿酸的排泄，预防体内尿酸水平升高。

软化血管。草莓中富含抗氧化物质和果胶等，可以帮助降低体内坏胆固醇和甘油三酯的含量，并能增强细胞抗氧化能力，有助于软化血管，预防动脉粥样硬化、冠心病。

这样吃才健康

1 要把草莓洗干净，最好用自来水不断冲洗，流动的水可避免农药渗入果实中。另外，洗草莓时不要摘掉草莓蒂，去蒂的草莓如果放在水中浸泡，残留的农药会随水进入果实内部，造成更严重的污染。

2 草莓越新鲜，维生素 C 的含量就越高，现买现吃是一种既简便又科学的食用方法。痛风患者最好将草莓整果食用。

痛风调养食谱

草莓杏仁奶

材料 草莓 200 克，杏仁 50 克，牛奶 300 毫升。

做法

1. 草莓去蒂，洗净，切块；杏仁洗净，切碎。
2. 将备好的材料一起放入果汁机中，搅打均匀，倒入杯中。
3. 牛奶用微波炉或者奶锅加热后，冲入杯子里，用汤匙充分搅拌即可。

烹饪小帮手 搭配一些可口的大杏仁，滋味更好，营养更全面。

草莓山楂汤

材料 草莓 200 克，山楂 50 克。
调料 白糖少许。

做法

1. 将草莓、山楂分别洗净，山楂去核。
2. 锅置火上，倒入适量清水，大火煮沸，放入山楂，改用小火煮 10 分钟，加草莓煮开。
3. 加适量白糖煮至化开，搅拌均匀即可。

烹饪小帮手 准备一个比较粗的吸管（比如喝酸奶用的吸管），对准山楂顶部扎进去，轻推吸管，核就会从山楂底部顶出来了。

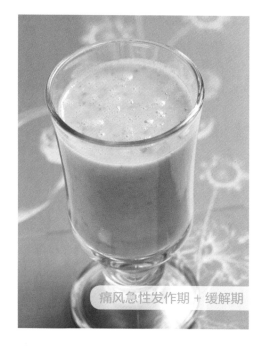

痛风急性发作期 + 缓解期

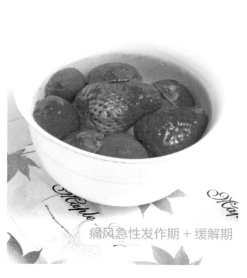

痛风急性发作期 + 缓解期

推荐用量 每日 150 克

西瓜

清热利尿，加速尿酸排泄

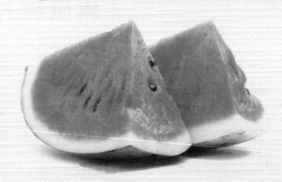

主要营养素 每100克含量	蛋白质 0.6克	胡萝卜素 450微克	钾 87毫克

营养功效

西瓜汁中富含大量的水分、维生素、有机酸和钙、磷、铁等矿物质，几乎不含脂肪，所以吃西瓜能够加快新陈代谢，有排毒、利尿的作用。

降尿酸关键营养成分

水分 ☑ **钾** ☑ **维生素 C** ☑

对痛风和并发症的益处

清热利尿。西瓜有利尿作用，可以降低尿酸；中医认为，西瓜性凉，有清热之功，非常适宜痛风急性期食用。

保护血管。西瓜能降血脂、软化血管。

这样吃才健康

1 西瓜直接吃或榨汁等都可以。西瓜皮对口疮、咽喉炎有很好的作用。

2 西瓜榨汁，取适量，加入少量醋搅匀，代茶服用，能够缓解中暑。

3 靠西瓜皮边缘的红白相间部分，虽然不如西瓜中间部位味道好，但是它的药用功效极好，痛风患者不妨用它来做菜。如将西瓜皮切片再加醋、白糖、盐等调味，是一味非常好的防痛风小菜。

痛风调养食谱

绿豆西瓜饮

材料 绿豆 50 克，西瓜皮 200 克。

做法

1. 绿豆洗净，用清水浸泡 4 小时；西瓜皮洗净，切丁。

2. 将绿豆放入锅中，加适量水，大火烧沸后，换用小火煮熟，再倒入西瓜皮丁煮沸即可。

烹饪小帮手 将绿豆换成玉米须，有清热明目、降压通便的效果，痛风患者可以尝试饮用，会有不错的疗效。

西瓜皮鸡蛋汤

材料 西瓜皮 200 克，鸡蛋 1 个，番茄 1 个。

调料 香油、盐各适量。

做法

1. 番茄洗净，去蒂，切片；鸡蛋打散；西瓜皮洗净，切细条。

2. 汤锅加水，加入西瓜皮细条后，依次加番茄片、鸡蛋液，加盐，淋香油调味即可。

烹饪小帮手 打鸡蛋液之前，加些水淀粉，可以使打出的蛋花更加美观。

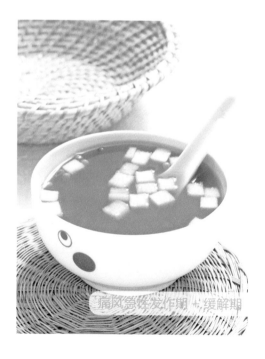

痛风急性发作期 + 缓解期

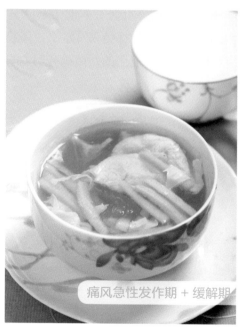

痛风急性发作期 + 缓解期

推荐用量 每日 50 克

木瓜

缓解关节肿痛

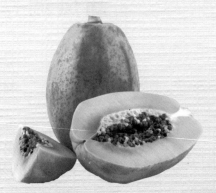

主要营养素 每100克含量	蛋白质	膳食纤维	维生素 C
	0.4 克	0.8 毫克	43 毫克

营养功效

木瓜不仅富含碳水化合物、多种氨基酸、多种微量元素，还含多中维生素、黄酮类、膳食纤维等营养成分。其中膳食纤维及维生素 E 有助于清除体内垃圾，使胆固醇保持正常水平；果酸有护肝降酶、降血脂的作用；黄酮类能扩张血管、降血压。

降尿酸关键营养成分

碳水化合物 ☑ **维生素 C** ☑
膳食纤维 ☑

对痛风和并发症的益处

舒筋活络。木瓜能舒筋活络、净化血液，对关节肿痛、肌肤麻木也有很好作用。对痛风以及痛风伴心血管疾病和肥胖的患者来说，木瓜绝对是很好的选择。

这样吃才健康

1 木瓜常作为水果生吃，作为蔬菜和肉类一起炖煮营养更丰富，更有利于痛风患者的营养吸收，从而促进病情的缓解。但木瓜中含番木瓜碱，有小毒，每次进食不宜过多。

2 木瓜 300 克，切块打成汁，加入适量鲜牛奶一起饮用，可以润肤养颜。

3 木瓜搭配小半把坚果作为加餐，对高脂血症、高尿酸血症患者都是不错的选择。

痛风调养食谱

鲫鱼木瓜汤

材料 鲫鱼 1 条，木瓜 100 克。

调料 香菜末、葱花、姜丝、盐、料酒各适量。

做法

1. 鲫鱼去鳞、鳃和内脏，洗净后抹上料酒，腌 10 分钟；木瓜洗净，切块。

2. 锅置火上，倒入适量植物油，烧至五成热，放入葱花、姜丝爆香，然后放入鲫鱼，加适量清水，大火烧沸后改用小火。

3. 小火煮 20 分钟，放入木瓜块煮熟，用盐调味，撒上香菜末即可。

> **烹饪小帮手** 鲫鱼也可以换成草鱼、三文鱼等，一样营养又美味。

银耳炖木瓜

材料 水发银耳 100 克，木瓜 350 克，北杏仁、南杏仁各 10 克。

调料 冰糖适量。

做法

1. 南、北杏仁去外皮，洗净；木瓜洗净，切块。

2. 将准备好的材料一起放入炖煲内，加适量开水、冰糖炖煮，20 分钟即可。

> **烹饪小帮手** 银耳用淘米水泡发，更能充分泡发，而且口感更好。

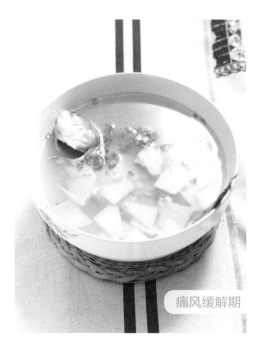

痛风缓解期

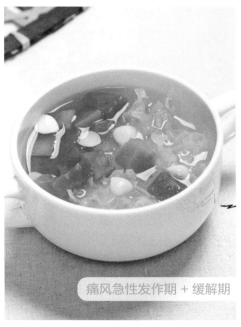

痛风急性发作期＋缓解期

推荐用量 每日 20 克

柠檬

促进结晶尿酸的溶解、排出

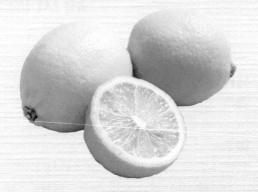

主要营养素	钙	维生素 C	钾
每100 克含量	101 毫克	22 毫克	209 毫克

营养功效

柠檬富含维生素 C 和柠檬酸，能促进造血、助消化、加速伤口愈合。其中的柠檬酸和果胶还可以控制食欲，有助于减肥，并能预防血糖升高。柠檬还富含有益血管健康的黄酮类抗氧化剂，可以扩张血管、降低血压。

降尿酸关键营养成分

维生素 C ☑ 钾 ☑

对痛风和并发症的益处

预防痛风性肾结石。柠檬富含维生素 C 和枸橼酸，能促造血、助消化、加速创伤恢复。其中所含的枸橼酸钾能抑制钙盐的结晶，起到预防痛风性肾结石的功效，同时加速尿酸排出，预防尿酸盐的形成。

这样吃才健康

1 柠檬味酸，一般不生食，而是加工成柠檬汁或其他食品。痛风患者经常适量进食柠檬，可以防止与消除色素沉着，起到美容养颜的作用。

2 柠檬 1 个，榨汁，取 5 毫升，加入半杯凉白开中，同时加 10 毫升蜂蜜搅匀饮用，能缓解肩周炎。

3 1 个柠檬一次用不了，可以切片后放入制冰格中冷冻，制成柠檬冰，做饮品时直接放入。

4 柠檬干制以后，即使仍有酸味，可主要营养成分都被破坏了。所以，尽量少用干柠檬。不过，喝柠檬水也要适量，每天不宜超过 1000 毫升。

痛风调养食谱

橙子葡萄柠檬汁

材料 橙子 150 克，葡萄 200 克，柠檬 25 克。

做法

1. 橙子去皮、去子，切小块；葡萄洗净，切对半；柠檬去皮、去子，切小块。
2. 将上述材料放入果汁机中，加入适量凉白开搅打即可。

烹饪小帮手 可以将葡萄换成樱桃，橙子和柠檬含有维生素 C 丰富，而樱桃铁含量丰富，维生素 C 能促进铁的吸收，防止贫血。

番茄橘子汁

材料 番茄 150 克，橘子 100 克，柠檬 25 克。

调料 冰糖适量。

做法

1. 番茄洗净，切小块；橘子洗净、去皮，切小块；柠檬洗净，去皮和子，切小块。
2. 将上述材料放入果汁机中，加适量水，搅打均匀，装杯后加入冰糖调匀即可。

烹饪小帮手 可以直接用柠檬汁，省去很多时间。

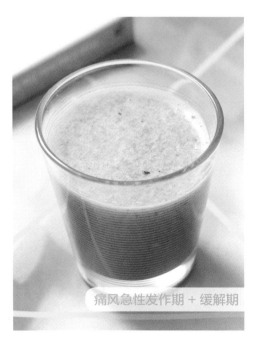

痛风急性发作期 + 缓解期

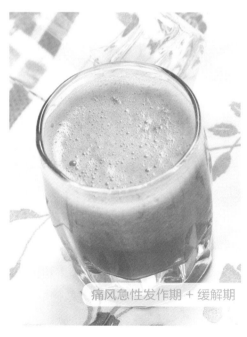

痛风急性发作期 + 缓解期

| 嘌呤含量 | 1 | 低 ★ ☆ ☆ |

推荐用量 **每日 150 克**

苹果

清除痛风患者体内的代谢垃圾

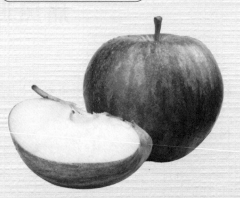

主要营养素 每 100 克含量	蛋白质	膳食纤维	钾
	0.2 克	1.2 毫克	119 毫克

营养功效

苹果中含有维生素、果胶、黄酮类抗氧化剂等多种营养成分，其中多酚及黄酮类物质对预防心血管疾病有明显的作用；多酚还具有抑制癌细胞增殖的作用。苹果中所含的果胶，具有促进胃肠道中的铅、汞、锰等重金属从体内排出的作用。

降尿酸关键营养成分

碳水化合物 ☑ **钾** ☑
膳食纤维 ☑

对痛风和并发症的益处

减肥，降胆固醇。苹果酸可代谢热量，防止下半身肥胖；苹果中的果胶可以降低胆固醇，有助于大便通畅。苹果所含的多酚及黄酮类天然化学抗氧化物质，可及时清除体内的代谢"垃圾"。

这样吃才健康

1 苹果中富含可溶性纤维，能起到促进脂肪排出的作用，还可增加饱腹感。痛风合并肥胖的患者在饭前适量吃些苹果，能达到减肥的效果。

2 苹果 1 个，洗净、去皮、切片，放入碗内，盖上盖子，蒸熟后捣成泥，连续吃 2 天，对消化不良者有很好的效果。

3 对于痛风合并糖尿病患者来说，不要吃太甜的苹果。因为酸度高的水果，血糖生成指数一般较低，如青苹果、李子等。吃时用 200 克青苹果和 25 克主食交换，以减少主食量，最好在两餐之间食用。

痛风调养食谱

苹果麦片粥

材料 苹果 200 克，燕麦片 100 克。

调料 蜂蜜适量。

做法

1. 苹果洗净后，切成小丁。
2. 锅置火上，加水适量，加入燕麦片，用大火煮沸。
3. 放入苹果丁，用小火熬煮至黏稠，加蜂蜜调味即可。

`烹饪小帮手` 燕麦片也可以换成大米 100 克，大米属于精制米，嘌呤含量很低，更适合痛风患者食用。

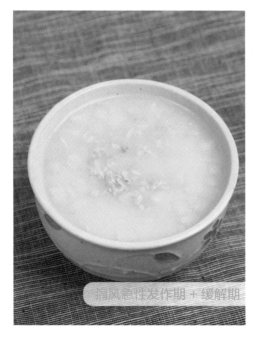

痛风急性发作期 + 缓解期

苹果玉米鸡肉汤

材料 苹果 150 克，鲜玉米 100 克，鸡胸肉 80 克。

调料 姜片适量。

做法

1. 鸡胸肉用热水焯一下；苹果洗净，切块。
2. 锅置火上，倒入适量清水，然后放入鸡胸肉、玉米、苹果块和姜片，大火煮沸，再转小火煮 40 分钟即可。

`烹饪小帮手` 将苹果对半切开，用小勺沿果核线稍用力挖，即可轻易给苹果去籽，干净又不浪费。

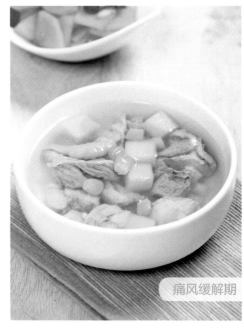

痛风缓解期

推荐用量 每日 150 克

香蕉

低脂肪、高钾，
促进尿酸排出

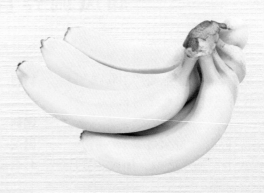

主要营养素 每 100 克含量	蛋白质	膳食纤维	钾
	1.4 克	1.2 毫克	256 毫克

营养功效

香蕉除含有丰富的碳水化合物、蛋白质、果胶外，还含有胡萝卜素、膳食纤维、维生素 C、维生素 E 及钾、钙、铁等物质，营养价值很高。尤为一提的是，香蕉中含有血管紧张素转换酶抑制物质，可抑制血压升高。

降尿酸关键营养成分

钾 ☑ **膳食纤维** ☑

对痛风和并发症的益处

高钾低钠。香蕉钠少钾多，可促进尿酸排出体外，而且香蕉是低脂肪、低胆固醇的食物，适合痛风伴肥胖的患者食用。需要注意的是，痛风伴有肾病的患者不宜多食。

这样吃才健康

1 痛风伴有便秘、高血压和动脉硬化等患者可选择将香蕉与冰糖、大米一起煮粥食用，能起到滑肠通便、润肺止咳、降脂、防治动脉硬化的作用。

2 香蕉搭配橙子、木瓜、苹果等榨汁；香蕉搭配点牛奶，就是美味的香蕉奶昔。

3 香蕉性寒，脾胃虚寒的人不宜直接食用，可与大米、牛奶等一起煮成粥，不仅能为身体提供丰富的钾和蛋白质，同时也改变了其性味，更适合脾胃不好的痛风患者食用。

痛风调养食谱

香蕉百合银耳汤

材料 香蕉 200 克,银耳(干)15 克,
百合(鲜)120 克。

做法

1. 银耳用清水泡发,去杂洗净,撕成小
   朵,加水上笼蒸半小时;百合剥开洗
   净,去蒂;香蕉洗净,去皮,切成厚
   0.3 厘米的小片。
2. 将各种材料放入炖盅中,上笼蒸半小
   时即可。

烹饪小帮手 汤熬好后,凉凉,放入冰
箱冷藏后口感更佳。

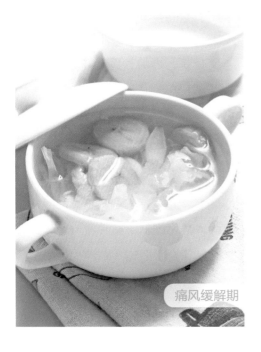

痛风缓解期

香蕉糯米粥

材料 香蕉 150 克,糯米 100 克,燕麦
片 10 克。

调料 冰糖适量。

做法

1. 糯米洗净;香蕉去皮、切片;冰糖研碎。
2. 糯米放入锅中,加适量清水,小火煮
   至米烂汤稠。
3. 将燕麦片慢慢倒入锅中,不停搅拌,
   直至完全绵软,出锅前加入香蕉片和
   冰糖即可。

烹饪小帮手 加香蕉片和冰糖之前可以
加适量的牛奶,有增白美容的效果。

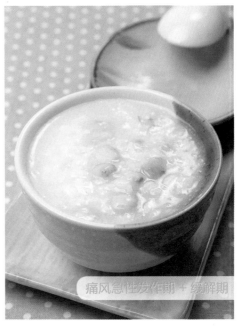

痛风急性发作期 + 缓解期

葡萄

低嘌呤的碱性好食材

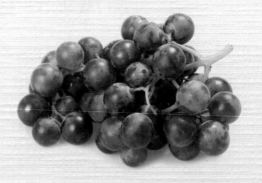

主要营养素 每 100 克含量	蛋白质	维生素 C	铁
	0.5 克	25 毫克	0.4 毫克

营养功效

葡萄含多种氨基酸及钙、磷、铁、钾等多种矿物质。葡萄皮含有的花青素，具有抗氧化、抗突变、减轻肝功能障碍、保护心血管的功能。

降尿酸关键营养成分

钾 ☑ **维生素 C** ☑

对痛风和并发症的益处

利尿降尿酸。葡萄能滋肝补肾，还有补气益血和通便利尿的作用；葡萄是一种基本不含嘌呤的碱性水果，非常适合痛风患者食用。但也要适量食用，以免摄入过多糖分，导致嘌呤代谢失常。

这样吃才健康

1 葡萄皮和葡萄子具有极高的抗氧化活性，能降血脂、抗癌、抗辐射、预防心血管疾病等，因此，痛风患者吃葡萄时最好带皮和子榨汁饮用。

2 葡萄 500 克洗净榨汁后，用小火熬至膏状，再加入适量蜂蜜，每次 1汤匙，可以改善食欲不振的症状。

3 取葡萄 300 克，木瓜 30 克，冰糖适量。木瓜洗净，切薄片；葡萄洗净。将木瓜、葡萄放沸水锅中烧沸，转小火煮 25 分钟，加冰糖搅匀。可利小便、舒筋活络，适合痛风患者食用。

4 当人体出现低血糖时，马上饮用一杯鲜榨葡萄汁，可很快缓解症状。

痛风调养食谱

葡萄鲜橙汁

材料 葡萄 300 克，鲜橙子 100 克。

调料 蜂蜜适量。

做法

1. 葡萄洗净切碎；橙子去皮，切丁。
2. 将备好的食材放入果汁机中，加适量水搅打，打好后加入蜂蜜调匀即可。

烹饪小帮手 橙子可以用草莓来代替，再加适量的牛奶，增加奶香的同时，也可丰富营养摄入。

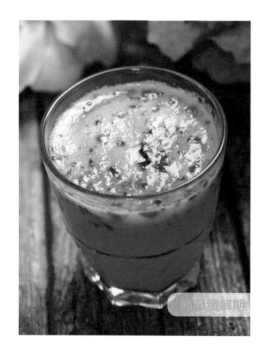

葡萄汁浸山药

材料 葡萄 200 克，山药 150 克。

调料 蜂蜜、白糖、盐各适量。

做法

1. 葡萄洗净，控水；山药去皮，洗净，切块。
2. 取葡萄放入料理机打成汁；蒸锅加水烧开，放入山药（最好用锡纸盖好），中火蒸 10 分钟后凉凉。
3. 将凉凉的山药倒入葡萄汁的碗里，加白糖、蜂蜜、盐调匀，放入冰箱保鲜室里冷藏 1 小时即可。

烹饪小帮手 葡萄可选择用面粉洗效果很好。

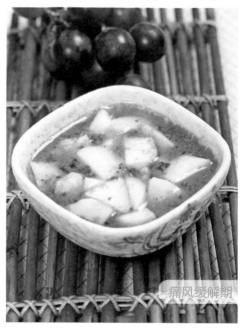

嘌呤含量	3	低 ★☆☆

推荐用量	每日 150 克

橙子

预防痛风结石

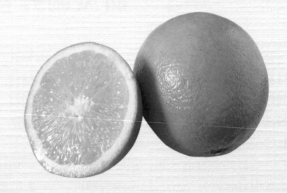

主要营养素 每100克含量	碳水化合物 11.1 克	维生素 C 33 毫克	钾 159 毫克

营养功效

橙子富含维生素 C、胡萝卜素、膳食纤维、黄酮类物质等，其中膳食纤维能帮助身体尽快排泄废物、脂类及胆固醇，并减少外源性胆固醇的吸收，排毒的同时还可以降低血脂；维生素 C、胡萝卜素、黄酮类物质能软化和保护血管，降低脑卒中的危险。

降尿酸关键营养成分

维生素 C ☑ 钾 ☑

对痛风和并发症的益处

降低尿酸。橙子中的维生素 C 及水分含量都比橘子高，有清火、解毒的功效，是适合痛风患者急性期和缓解期食用的水果。此外，橙子中也富含钾，能促进尿酸的排出。

预防痛风结石。橙子中的维生素 C 可以抑制胆固醇在肝内转化为胆汁酸，从而使胆汁中胆固醇的浓度下降，两者聚集形成胆结石的机会也就相应减少。

这样吃才健康

1 橙子含糖量达 9% ~ 13%，为避免血糖升高进而诱发嘌呤代谢紊乱，建议痛风患者每天的食用量在 100 克为宜。

2 痛风合并高脂血症的患者，可将橙子连皮带子一起榨汁喝，可获得更多的黄酮类保健成分。

3 痛风患者运动后饮用橙汁，含量丰富的果糖能迅速补充体力，而高达 85% 的水分更能解渴提神。特别提醒橙汁榨好后立即饮用，否则空气中的氧会使其维生素 C 的含量迅速降低。

痛风调养食谱

橙汁山药

材料 山药 300 克，鲜橙汁 100 克，枸杞子 5 粒。

调料 白糖、水淀粉各适量。

做法

1. 山药去皮，洗净，切长条，入沸水中焯熟，捞出，凉凉，沥干，码放在盘中；枸杞子洗净。

2. 将橙汁放入锅内加热，加入白糖和水淀粉，煮开后熄火，将汤汁淋在山药条上，放上枸杞子即可。

烹饪小帮手 夏季可将做好的橙汁山药冰镇一下，味道更佳。

橙子炒饭

材料 橙子 50 克，青椒 30 克，鲜玉米粒 50 克，米饭 100 克。

调料 葱花、姜末、蒜末各 5 克，盐适量。

做法

1. 橙子去皮取果肉，切成小块；青椒洗净切丁；鲜玉米粒洗净。

2. 锅置火上，倒入植物油烧至六成热，放入葱花、姜末、蒜末爆香，将除米饭、盐外的食材一起放入锅内，翻炒均匀，再倒入米饭同炒，最后加盐调味即可。

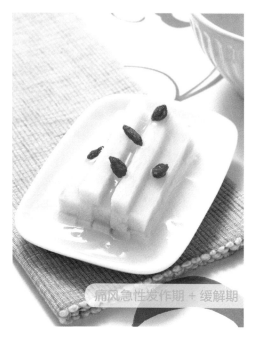

痛风急性发作期 + 缓解期

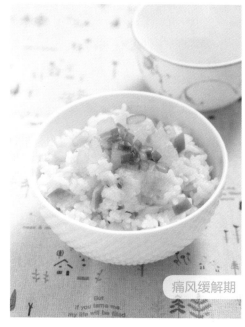

痛风缓解期

杏仁

为痛风患者保护心脏

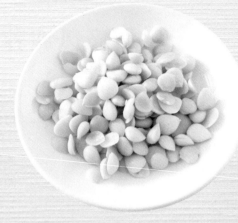

用法用量

内服：煮粥，做配菜，每日 30 克为宜。

营养功效

杏仁含有蛋白质、脂肪、胡萝卜素、多种维生素、膳食纤维以及钾、钙、磷、铁等营养成分。尤为一提的是，杏仁还富含黄酮类和多酚类成分，不但能够降低人体内胆固醇的含量，还能显著降低心脏病和很多慢性病的发病危险。100 克杏仁的含钙量就相当于一杯牛奶，而钙有助于调节血压。

降尿酸关键营养成分

钾 ☑ **膳食纤维** ☑

对痛风和并发症的益处

有益心脏。 杏仁含有丰富的蛋白质、膳食纤维、钾及不饱和脂肪酸等，具有降血脂、预防心脑血管疾病发生的作用。痛风合并心脑血管病的患者可适量食用。

这样吃才健康

1 杏仁榨成细浆，煮成杏仁露，可以降低人体血清中胆固醇的含量和甘油三酯的水平，适合痛风合并高脂血症患者食用。

2 杏仁有苦杏仁与甜杏仁之分，苦杏仁多药用，主治咳嗽多痰，甜杏仁多作零食。

3 痛风患者可将杏仁磨成粉状，拌入沙拉、蔬菜中。

4 杏仁与牛奶搭配食用，不仅有润肤美容的功效，还能为痛风患者提供优质蛋白质。

痛风调养食谱

花生杏仁粥

材料 大米 100 克，花生米 20 克，杏仁 10 克。

调料 白糖 3 克。

做法

1. 花生米洗净，用冷水浸泡回软；杏仁焯水烫透备用；大米淘洗干净，浸泡 30 分钟，沥干水分。

2. 大米放入锅中，加入约 2.5 升冷水，用旺火煮沸，转小火，下入花生米，煮约 45 分钟，再放入杏仁及白糖，搅拌均匀，煮 15 分钟，出锅装碗即可。

烹饪小帮手 可以把大米换成薏米煮粥，不但增加了利尿除湿与健脾的功效，还可以美容养颜，一举多得。

杏仁炒芹菜

材料 杏仁 100 克，胡萝卜 30 克，芹菜 200 克。

调料 葱花、姜末、盐、五香粉各适量。

做法

1. 胡萝卜洗净，切片；芹菜洗净，切段。

2. 锅内放油，烧至七成热，加入葱花、姜末爆香，倒入胡萝卜片翻炒。

3. 将杏仁放入锅内，稍微翻炒后，加入芹菜段，然后一起翻炒，加入盐和五香粉炒熟即可。

烹饪小帮手 芹菜切段之前，先在加少许盐的开水中烫一下，可以保持其绿色。

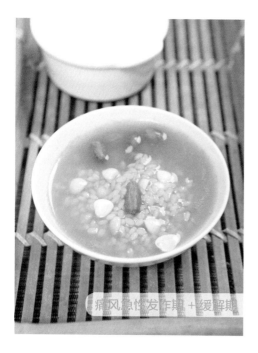
痛风急性发作期＋缓解期

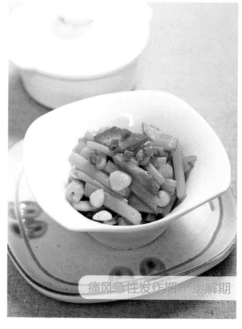
痛风急性发作期＋缓解期

莲子

清心醒脾，补钾利尿

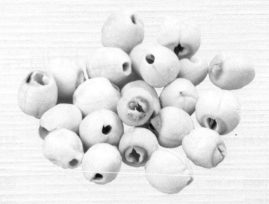

用法用量

内服：煮粥，煲汤，每日 20 克（鲜莲子）为宜。

营养功效

莲子作为常用中药和药膳佳品，营养价值很高，除含多量淀粉和棉子低聚糖外，还含有 β–谷固醇、蛋白质、脂肪、生物碱及丰富的钙、磷、铁、钾、镁、锰等，药理研究证实，莲子有镇静、强心、抗衰老、抗肿瘤等多种作用。

降尿酸关键营养成分

B 族维生素 ☑ 烟酸 ☑ 钙 ☑
膳食纤维 ☑

对痛风和并发症的益处

补钾利尿。煮莲子具有利尿的作用，可以促进尿酸的排泄。

益心固肾。中医认为，莲子能养心安神、益肾固精，有助于保护心脏和肾脏，防止高尿酸对心和肾的伤害。

这样吃才健康

1 莲子煮粥、煲汤营养吸收较好，可帮助痛风患者恢复精力，增加抵抗力。莲子心泡水饮用也有很好的调节血压、血脂功效，痛风伴高血压和高脂血症的患者可适量饮用。

2 取莲子 20 克、薏米 10 克，各自都研成粉末，加入鸡蛋 2 个，加适量开水调匀，加糖或盐，蒸成蛋羹，有健脾止泻的作用。

3 用莲子煮粥、煲汤营养吸收效果较好，可帮助痛风患者恢复精力，增强抵抗力。

4 变黄发霉的莲子千万不要食用。因发霉后的莲子会产生大量的黄曲霉素，这种物质可致癌。

痛风调养食谱

绿豆莲子粥

材料 绿豆40克，莲子30克，百合10
克，大米60克。

做法

1.绿豆淘洗干净，用清水浸泡4～6小
时；百合、莲子洗净；大米淘洗干净。

2.锅置火上，倒入适量清水烧开，下
入大米、绿豆、莲子煮至米、豆熟
烂即可。

烹饪小帮手 痛风伴有高血压的患者也
可以用木瓜代替绿豆，因为木瓜对血压
有调节作用。

木瓜莲子汤

材料 莲子50克，木瓜150克。
调料 冰糖5克。

做法

1.莲子用水浸泡2小时；木瓜洗净，切块。

2.锅内加清水，煮开后加入莲子，大火
烧开。

3.水开后继续用小火煮30分钟，最后
加入木瓜块和冰糖，煮10分钟即可。

烹饪小帮手 水应该一次性加够，以免
多次加水影响口感。

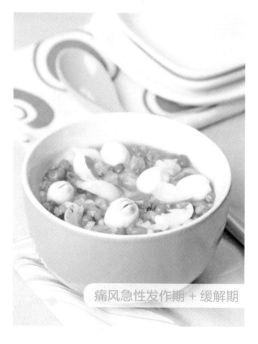

痛风急性发作期 + 缓解期

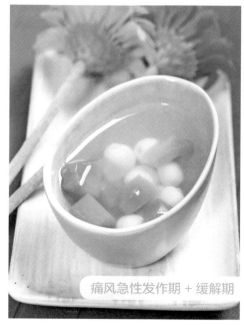

痛风急性发作期 + 缓解期

玉米须

利尿消肿，加速尿酸排出

用法用量
内服：煎汤，每次 15 ~ 30 克为宜。

保健功效

1 玉米须有利尿消肿的功效，可增加尿量，有助于促进尿酸的排泄，缓解痛风症状。将留着须的玉米放进锅内煮，熟后把汤水倒出服用，有利尿降尿酸的作用。

2 玉米须有利尿、泄热、平肝、利胆的功效，可治肾炎、水肿，对胆、肾结石有一定功效，能预防痛风结石的发生。

对痛风和并发症的益处

降血压。玉米须煎剂具有降血压、降低血液黏稠度等功效。

调节血糖。玉米须中的多糖能显著调节血糖，促进肝糖原的合成，其所含的皂苷类物质也有辅助调理糖尿病的作用。

哪些人不适合服用

玉米须性平和，无明显禁忌。

玉米须绿茶饮

材料 玉米须 15 克，绿茶 3 克。
做法
1. 玉米须用水冲洗干净，备用。
2. 将玉米须放杯中，冲入适量沸水，加盖稍闷 1 分钟，加入绿茶晃动杯子，让水浸润绿茶，30 秒钟后即可饮用。

功效 玉米须与绿茶都具有减肥、利尿的作用，还能辅助降血脂、降血糖，很适合痛风并发症患者饮用。

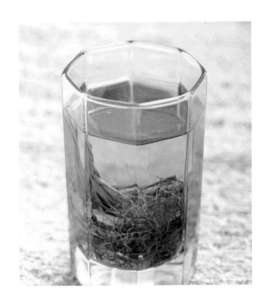

荷叶

帮助痛风患者减肥、降压降脂

用法用量

内服：煎汤，或入丸、散；每次 6 ~ 10 克为宜。

外用：捣敷，研末掺或煎水洗。

保健功效

1 叶具有清暑利湿、凉血止血的功效，可以帮助痛风患者减轻体重。荷叶煎汤是一味消肿去脂的减肥良药。

2 荷叶其气清香，善解夏季之暑邪以化秽浊，所以荷叶常用来制作夏季解暑饮料。经常食用荷叶粥对中暑、头昏脑涨、胸闷烦渴、小便短赤等症有效。

对痛风和并发症的益处

保护心血管。荷叶含有黄酮类物质，能够清除自由基、降血脂，对心肌梗死有对抗作用，可用于防治痛风并发心血管疾病。

降血压。据现代研究表明，荷叶浸剂及煎剂在动物试验中，能直接扩张血管，降低血压。

哪些人不适合服用

孕妇慎食。

莲子荷叶粥

材料 大米 80 克，鲜荷叶 1 张，新鲜莲子 30 克。

调料 白糖适量。

做法

1. 大米淘洗干净，浸泡 30 分钟；荷叶洗净撕碎，放入锅中，加入适量清水煮成荷叶汤，留汤备用；莲子洗净，去心。

2. 大米放入锅中，倒入荷叶汤，大火煮沸，放入莲子，改小火同煮至粥稠，加白糖调味即可。

功效 清热化湿，养心安神。

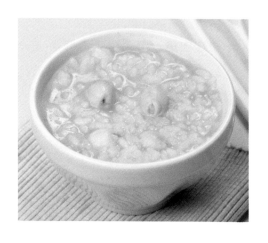

黄芪

利尿、消肿、护肾

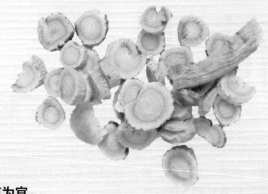

用法用量

内服：煲汤，泡水，每次 9 ~ 30 克为宜。

保健功效

1 黄芪有"补气之圣"的美誉，因此能很好地维护肾气，从而改善痛风患者的肾病变，帮助肾功能恢复。

2 黄芪有利尿消肿之功，可减少尿中蛋白质的丢失，提高血浆白蛋白水平，帮助利尿，适合痛风患者食用。

3 现代医学发现，黄芪有确切的调节人体免疫的作用，包括体液免疫和细胞免疫。

对痛风和并发症的益处

调节血糖。黄芪含有黄芪多糖，能改善糖耐量异常，双向调节血糖水平。

稳定血压。黄芪中含有降压成分 γ-氨基丁酸和黄芪皂苷，能稳定血压。现代实验研究证实，黄芪有双向调节之力，重用（30 克）则降压，轻用（10 ~ 15 克）则升压。

哪些人不适合服用

胸闷食滞、胃胀腹胀者忌用黄芪。

黄芪红枣茶

材料 黄芪 10 ~ 15 克，红枣 3 枚。

做法

1. 红枣用温水泡发洗净，去核。

2. 黄芪和红枣用清水浸泡 20 ~ 30 分钟。

3. 锅内加入清水，放入红枣、黄芪，煮沸后转小火煮 20 分钟即可饮用。

功效 补益气血，利湿消肿，适合形体虚胖浮肿的痛风患者。

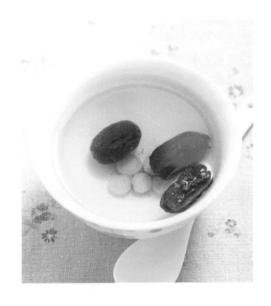

菊花

降压降脂，促进尿酸排出

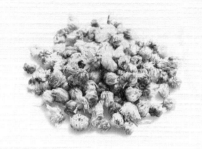

用法用量

内服：煎汤，或入丸、散，或泡茶，每日 5 ~ 9 克为宜。

外用：煎水洗或捣敷。

保健功效

1 菊花具有疏风散热、抑菌的作用，其水浸剂或煎剂，对金黄色葡萄球菌、多种致病性杆菌及皮肤真菌均有一定抗菌作用。

2 菊花中含有的黄酮类物质、硒等，能够清除体内自由基，起到抗氧化、防衰老的作用。

对痛风和并发症的益处

平肝降压。菊花具有平肝熄风、除烦降压等功效，适用于肝阳上亢型高血压患者。痛风合并高血压患者，可常喝菊花茶。

保护心血管。菊花制剂有扩张冠状动脉，增加冠脉血流量，提高心肌耗氧量的作用，并能改善心肌血液供给，减慢心率。

哪些人不适合服用

体虚、脾虚、胃寒病患者，容易腹泻者慎用菊花。

红枣菊花粥

材料 红枣 50 克，大米 100 克，菊花 10 克。

调料 红糖适量。

做法

1. 将红枣洗净，去核；大米淘洗干净。

2. 锅置火上，加适量清水，然后放入红枣、大米、菊花，大火煮开，转小火煮至粥黏稠，放入红糖调味即可。

功效 降血压，调血脂，预防痛风并发症。

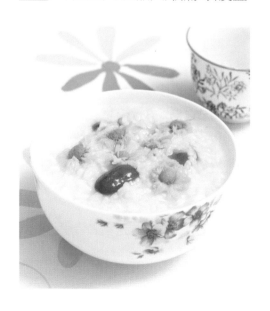

茯苓

降低体内尿酸水平

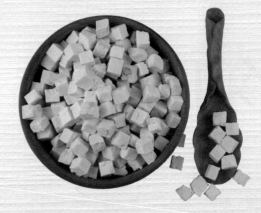

用法用量

内服：煎汤，或入丸、散，每日 10 ~ 15 克为宜。

保健功效

1 茯苓含有的茯苓多糖、钾，有缓慢持久的利尿作用，能促进体内尿酸盐的排出，有利于防止痛风患者出现水肿、小便不利等症状。

2 茯苓多糖有增强人体免疫力和延缓衰老的作用。

3 茯苓有护肝作用，能降低胃液分泌、对胃溃疡有抑制作用。

对痛风和并发症的益处

降血脂。 茯苓中的茯苓多糖能降血脂。中医认为，茯苓能健脾渗湿，而痛风合并高脂血症患者体内多有痰湿。

调节血糖。 茯苓有增强胰岛素活性的作用，可调节血糖，对预防痛风并发糖尿病有一定的食疗作用。

哪些人不适合服用

小便过多、尿频遗精者慎用茯苓。

豆蔻茯苓馒头

材料 白豆蔻 5 克，茯苓 10 克，面粉 250 克，酵母 3 克。

做法

1. 白豆蔻去壳，烘干研成细粉；茯苓烘干，研成细粉。

2. 将面粉、豆蔻粉、茯苓粉、酵母和匀，加水适量，揉成面团，发酵待用。

3. 将面团制成馒头坯，上笼蒸 20 分钟即可。

功效 健脾益胃，利尿祛湿，宁心安神。可帮助痛风患者排出尿酸。

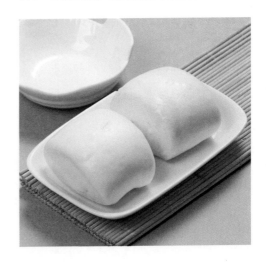

百合

缓解痛风关节炎症状

用法用量

内服：煎汤，蒸食或煮粥食，干品每日 20 ~ 30 克为宜；鲜品每日 40 ~ 60 克为宜。

外用：捣敷。

保健功效

1 百合含丰富的钾元素与多种维生素，还含有秋水仙碱，能够碱化尿液，促进尿酸的排泄，有助于缓解痛风关节炎炎症。

2 现代医学研究表明，百合具有明显的镇咳、平喘作用，对肺热干咳、痰中带血、肺弱气虚、肺结核咯血等都有良效。

3 百合能提高淋巴细胞转化率和增加液体免疫功能的活性，还可以抑制肿瘤的生长。

对痛风和并发症的益处

降血糖，调血脂。百合能促进葡萄糖、脂肪与蛋白质代谢，有降血糖、调血脂的功效，适合痛风并发症患者。

哪些人不适合服用

百合性微寒，风寒咳嗽、虚寒出血者忌用。

西芹百合

材料 西芹 200 克，鲜百合 50 克。

调料 蒜末、盐、香油各适量。

做法

1. 将西芹、百合洗净，西芹切段，分别焯烫一下，捞出。

2. 锅置火上，倒入植物油烧至七成热，下蒜末爆香，倒入西芹段和百合炒熟，加盐调味，淋上香油即可。

功效 碱化尿液，促进尿酸排泄，降压护心。

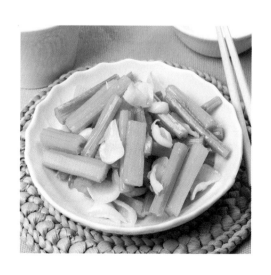

当归

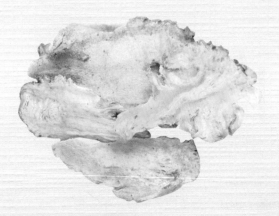

活血化瘀，通络止痛

用法用量

内服：煎汤，浸酒，熬膏或入丸、散，每日 5 ~ 15 克为宜。

保健功效

1 当归能碱化尿液、抑制尿酸的形成，并能促进尿酸排出体外。

2 当归既能补血，又能活血、止痛、因而有"妇科要药"之称。用于血虚或血虚而兼有瘀滞的月经不调、痛经、经闭等症。

3 当归能增强人体的细胞免疫功能，同时还能促进血红蛋白和红细胞的生成。

对痛风和并发症的益处

保护肾脏。当归能改善肾小球滤过功能及肾小管吸收功能，减轻肾损害，能有效防治痛风并发肾病，缓解痛风症状。

抗血栓。当归有抗血小板凝集和抗血栓作用，有抗心肌缺血和扩张血管作用，可抗动脉粥样硬化，降低血脂。

哪些人不适合服用

腹胀、腹泻者，孕妇忌用当归。

当归益母蛋

材料 当归 15 克，益母草 30 克，鸡蛋 1 个。

做法

1. 将当归和益母草洗净；鸡蛋外壳清洗干净，煮熟去壳用针扎数个孔。

2. 锅置火上，将当归、益母草煎成药汁，然后放入鸡蛋再煮 3 ~ 5 分钟即可。

功效 补肾养血，活血止痛，可促进痛风患者的气血流通，从而减少疼痛发作。

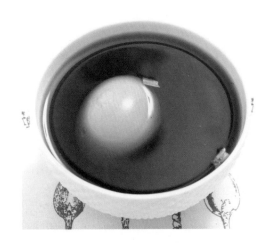

桃仁

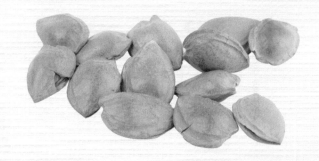

有效缓解痛风症状

用法用量

内服：煎汤，或入丸、散，每日 5～9 克为宜。

外用：捣敷。

保健功效

1 桃仁含有的功能成分具有利尿、抑制尿酸形成的作用，能有效缓解痛风症状。

2 桃仁中含有的脂肪油可润滑肠道，利于排便，可用于肠燥便秘证。

3 桃仁中的苦杏仁苷有镇咳平喘及抗肝纤维化的作用，可帮助治疗咳嗽气喘。

对痛风和并发症的益处

保护脑血管。桃仁具有破血行瘀、扩张血管的功效。桃仁提取液能明显增加脑血流量，降低血管阻力，改善血流动力学状况。适当食用桃仁可防治痛风合并高血压。

哪些人不适合服用

月经过多者、孕妇、便溏者忌用桃仁。

桃仁薏米粥

材料 桃仁 10 克，薏米 30 克，大米 60 克。

做法

1. 薏米洗净，浸泡 4 小时；桃仁捣成泥，加水研汁去渣；大米淘洗干净。

2. 锅置火上，加入桃仁汁及适量清水，大火煮开，放入大米和薏米，煮至粥黏即可。

功效 活血化瘀，通络止痛，适用于瘀血痰浊痹阻型痛风。

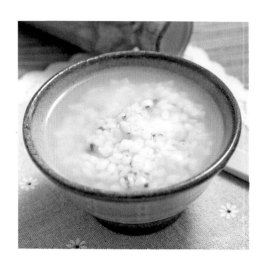

车前子

活血化瘀，通络止痛

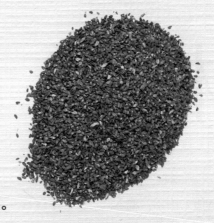

用法用量

内服： 煎汤，或入丸、散，每日 5 ~ 15 克为宜。
外用： 水煎洗或研末调敷。

保健功效

1 车前子含有车前子多糖、车前子酸等，有很好的利尿作用。

2 车前子含琥珀酸等，能降低血尿酸浓度，抑制痛风石及肾结石的形成，促使痛风石消除，对痛风引起的关节疼痛有很好的抑制作用。

3 车前子能促进呼吸道黏液分泌，稀释痰液，故有祛痰作用。对各种杆菌和葡萄球菌均有抑制作用。

对痛风和并发症的益处

调节血压。 车前子含有的车前素能兴奋副交感神经，阻抑交感神经，由此使末梢血管扩张，促使血压下降。

哪些人不适合服用

内伤劳倦、肾虚精滑及内无湿热者慎用车前子。

车前子汤

材料 车前子 15 克。

做法

1. 砂锅中加水，放入车前子煎 15 分钟左右。
2. 代茶饮用，每日 1 剂。

功效 清热利尿，明目祛痰，促进尿酸排泄，对防治痛风以及血尿酸高有较好的作用。

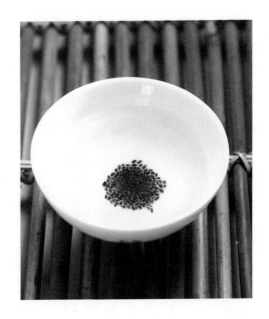

金银花

用于瘀热内阻之痛风

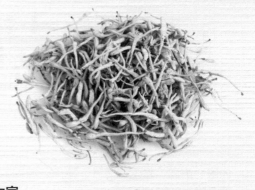

用法用量

内服：煎汤，煮粥，泡茶，每日 6 ~ 15 克为宜。

保健功效

1 金银花有清热化湿、消炎、散瘀消肿之功效，能够明显降低血尿酸的水平，消除湿热痹阻型痛风引起的关节红、肿、热、痛症状。

2 金银花的花、叶、藤都含有木樨草素、肌醇、忍冬苷等有效成分，对伤寒杆菌、大肠杆菌、痢疾杆菌以及流感病毒等，都有很好的抑制作用。

3 金银花甘寒清热而不伤胃，既能宣散风热，又能清解血毒，常用来治疗感冒发热、咽喉肿痛等症。

对痛风和并发症的益处

降血脂。 金银花能降低血脂，减少肠内胆固醇的吸收，改善冠状动脉血液循环。以金银花配菊花制成"银菊饮"，对治疗高血压、动脉硬化症有效。

哪些人不适合服用

脾胃虚寒、气虚疮疡脓清及慢性溃疡患者慎用金银花。

百合金银花茶

材料 百合花、金银花各 3 克。

做法

将百合花、金银花一起放入杯中，倒入沸水，盖盖子闷泡约 5 分钟，调匀饮用。

功效 清热消肿，润肺宁心，有助于减轻痛风患者的红、肿、热、痛症状。

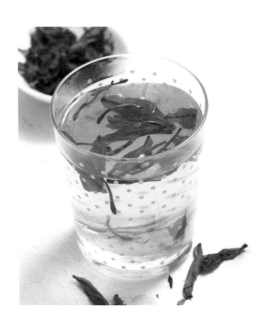

马齿苋

解毒消炎，清热退肿

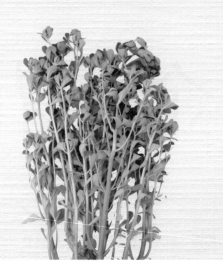

用法用量

内服：煎汤、煮粥、清炒、捣汁、凉拌，每日干品 10 ~ 15 克，鲜品 30 ~ 60 克。

保健功效

1 中医认为，马齿苋有清热利尿、解毒利湿、消炎退肿等功效，有助于消除痛风患者出现的红、肿、热、痛症状。

2 现代药理研究证明，马齿苋有良好的抗菌作用。能抑制金黄色葡萄球菌，尤其长于抑制大肠杆菌和痢疾杆菌，所以从古到今，马齿苋的主要用途，就是用来防治肠炎和痢疾。

对痛风和并发症的益处

降血糖。马齿苋含有高浓度的去甲肾上腺素，能促进胰岛分泌胰岛素，调节人体内糖代谢过程，从而调节血糖浓度。

抗血栓。马齿苋含有的不饱和脂肪酸有降低血液黏度、预防血栓形成的作用。

哪些人不适合服用

孕妇忌用马齿苋。

马齿苋炒鸡蛋

材料 马齿苋 150 克，鸡蛋清 2 个。

调料 盐 3 克，料酒 5 克。

做法

1. 将马齿苋择洗干净，切成段；把鸡蛋清打散，加入马齿苋调匀，加入盐、料酒调味。

2. 锅置火上，放植物油烧热，将马齿苋和蛋清液倒入锅内，快速翻炒至熟即可。

功效 清热消肿，消炎，缓解痛风急性期出现的红、肿、热、痛症状。

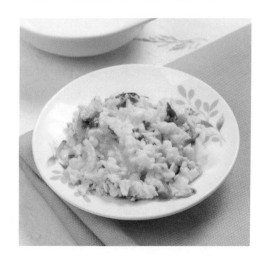

薄荷

清热利尿，利于尿酸排泄

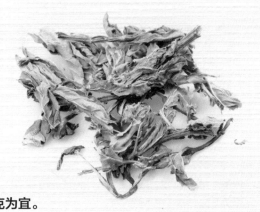

用法用量

内服：泡茶、煎煮、炖汤，每日 3 ～ 10 克为宜。

保健功效

1 薄荷全草均可入药，薄荷叶有很强的利尿作用，可促进尿酸排出体外。

2 薄荷，辛能发散，凉能清利，专于消风散热。在中医临床，薄荷常用来治疗风热感冒或温病初起，以及头痛、发热、微恶风寒。现代医学研究也表明，薄荷有极强的杀菌抗菌作用，常喝薄荷茶能预防病毒性感冒和口腔疾病。

3 药理研究表明，薄荷含挥发油，水煎剂对人结核杆菌、伤寒杆菌有抑制作用。

对痛风和并发症的益处

清肝火，降压。薄荷有清肝、醒目、降压的功效，可辅助调理痛风并发高血压。

哪些人不适合服用

阴虚血燥、表虚汗多、脾胃虚寒、腹泻便溏者慎用薄荷。

鱼腥草薄荷茶

材料 鱼腥草（干品）6 克，薄荷（干品）3 克，甘草 2 克。

做法

将上述材料一起放入杯中，倒入沸水，盖盖子闷泡约 5 分钟后饮用。每次 1 小杯。

功效 清热解毒，消痈排脓，利尿通淋，减轻痛风患者红、肿、热症状。

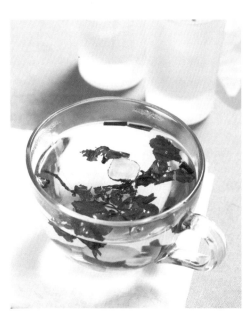

熟地黄

解毒消炎，清热退肿

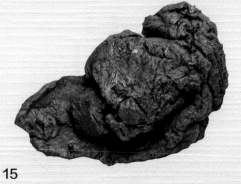

用法用量

内服：煎煮、泡茶、炖汤、熬粥，每日 10 ～ 15 克为宜。

保健功效

1 熟地黄有利尿作用，可促进尿酸排泄，能有效防治痛风。

2 熟地黄含多种糖类、氨基酸及铁、锌等元素，可促进肾上腺皮质激素合成，增强细胞免疫功能和红细胞膜的稳定性。

3 熟地黄能够明显促进骨髓造血干细胞的增殖和分化，有补血作用。

对痛风和并发症的益处

调理糖尿病。熟地黄能调节血糖，并具有补血滋阴、益精填髓的功效，可以调理肝肾阴虚引起的内热消渴，对于调理痛风合并糖尿病有很好的疗效。

调理高血压。熟地黄煎剂治疗高血压，血压、血清胆固醇和甘油三酯均有下降，且脑血流图和心电图也有所改善。

哪些人不适合服用

气滞多痰、脘腹胀痛、食少便溏者慎用熟地黄。

熟地麦冬饮

材料 熟地黄 5 克，麦冬 3 克。

做法

将熟地黄、麦冬一起放入杯中，倒入沸水，盖盖子闷泡约 10 分钟后饮用。

功效 降血压，降血脂，固肾，预防痛风并发心血管病变及痛风性肾病。

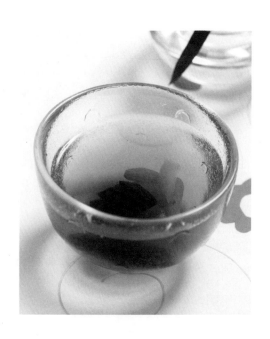

第**3**章

专为痛风患者量身定制的营养膳食方案

痛风急性发作期的饮食方案

饮食全方案

- 要选用含嘌呤低的食物。
- 以牛奶和鸡蛋为蛋白质的主要来源。
- 以碳水化合物补足热量的需要，主食以精米面为主。
- 限制脂肪的摄入量，烹调要用植物油。
- 摄取碱性水果和蔬菜，促进尿酸的排泄。
- 早餐最好选择牛奶＋面包＋素菜；午餐和晚餐可选择以米饭、素面条、素饺子为主食，鸡蛋为主菜。每餐吃八成饱，可适当添加碱性水果和蔬菜来增加饱腹感。

饮食处方

- 每天嘌呤的摄入量要严格限制在 150 毫克以下。
- 每天蛋白质的摄入量在 50 ~ 70 克。
- 脂肪的摄入量每天不超过 50 克。
- 液体的摄入量每天不应少于 2000 毫升（心肾功能正常者）。
- 每天可以吃 2 个鸡蛋（伴有高胆固醇血症者最好只吃一个蛋黄）、250 毫升牛奶、2 个水果（200 克）、300 克主食，500 克蔬菜。

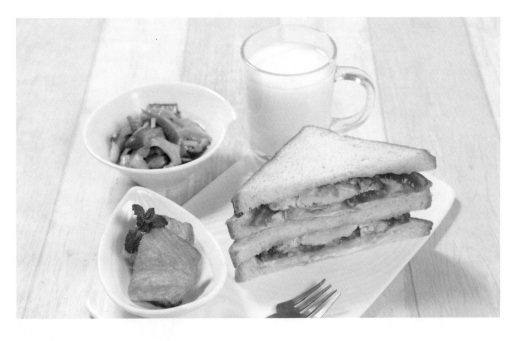

低嘌呤食物搭配

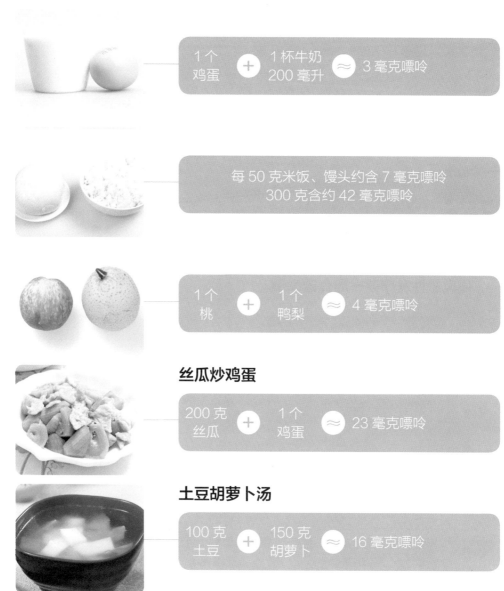

1个
鸡蛋
+
1杯牛奶
200 毫升
≈
3 毫克嘌呤

每 50 克米饭、馒头约含 7 毫克嘌呤
300 克含约 42 毫克嘌呤

1个
桃
+
1个
鸭梨
≈
4 毫克嘌呤

丝瓜炒鸡蛋

200 克
丝瓜
+
1个
鸡蛋
≈
23 毫克嘌呤

土豆胡萝卜汤

100 克
土豆
+
150 克
胡萝卜
≈
16 毫克嘌呤

香菜黄瓜汤

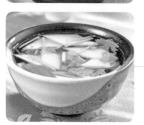

10 克
香菜
+
150 克
黄瓜
≈
31 毫克嘌呤

痛风急性发作期的食物选择

	放心吃的食物	避免吃的食物
蔬菜类	白萝卜、胡萝卜、黄瓜、番茄、大白菜、芹菜等	韭菜、菜花
水果类	苹果、梨、西瓜、草莓、杏等	香蕉、柿子
谷薯豆类	大米、精面粉、糙米、荞麦、土豆等	黑豆、黄豆等
蛋奶类	鸡蛋、牛奶	—
菌藻类	木耳	香菇、金针菇
肉类	—	动物内脏、肉汁、肉汤等
水产类	海参、海蜇	青鱼、鲅鱼、小虾等

痛风急性发作期一周食谱举例

	早餐	午餐	晚餐
周一	馒头、凉拌黄瓜、牛奶	米饭、番茄炒鸡蛋、紫菜汤	清汤面条、清炒西蓝花
周二	小米粥、苏打饼干、凉拌萝卜丝	馒头、黄瓜木耳汤、清炒芹菜	米饭、蒜苗炒鸡蛋、清炒芹菜
周三	花卷、凉拌黄瓜	米饭、清炒山药、紫菜汤	馒头、大米粥、青椒炒鸡蛋
周四	大米粥、煮鸡蛋、凉拌木耳	黄瓜清汤面、清炒油菜	米饭、凉拌海带丝、素炒胡萝卜
周五	苏打饼干、清炒胡萝卜丝、牛奶	馒头、醋熘土豆丝、葱花蛋花汤	米饭、醋熘白菜、紫菜鸡蛋汤
周六	馒头、凉拌黄瓜、牛奶	米饭、洋葱炒鸡蛋、凉拌苦瓜	青菜面、清炒茄子
周日	大米粥、花卷、炝拌土豆丝	素菜包、黄瓜木耳汤	米饭、蒜蓉空心菜、番茄鸡蛋汤

痛风急性发作期菜谱推荐

糖醋萝卜丝

材料 白萝卜 300 克。

调料 盐、白糖、醋、香油各适量。

做法

1. 萝卜洗净，切丝装入盘中。
2. 取小碗，加盐、白糖、醋、香油搅拌均匀，制成调味汁，淋在盘中的萝卜丝上拌匀即可。

烹饪小帮手 用刨丝刀把白萝卜擦成细丝，能节省不少烹调时间。

芹菜炒土豆片

材料 芹菜 200 克，土豆 100 克。

调料 葱花、花椒粉、盐各适量。

做法

1. 芹菜洗净，切段，放入沸水焯烫 1 分钟，捞出，过凉，沥干水分；土豆洗净，切片。
2. 炒锅倒入植物油烧至七成热，下葱花、花椒粉炒出香味。
3. 倒入土豆片翻炒均匀，加适量水炖熟，放芹菜段翻炒均匀，用盐调味即可。

烹饪小帮手 也可以将芹菜换成 150 克青椒块，炒出来的菜同样好吃，而且嘌呤含量也不高。

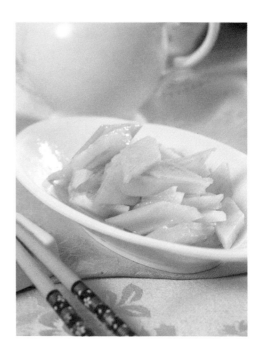

痛风缓解期的饮食方案

饮食全方案

- 在痛风的缓解期，可以恢复正常的平衡膳食。蛋奶类、水果蔬菜类和主食类都基本与正常人饮食相同。
- 肉类和海鲜不但要限制摄入量，而且要在种类上精挑细选，要选择嘌呤含量相对低的肉类和海鲜食物。
- 养成多喝水的习惯，尽可能戒酒。
- 饮食的目标是将血尿酸值长期控制在正常范围内，控制热量的摄入，保持正常体重。
- 慎用嘌呤含量高的食物，合理地选用嘌呤含量中等或少量的食物。
- 可通过一些烹调技巧来减少鱼和肉中的嘌呤含量，比如用蒸、煮、焯，少用油炸，少喝鱼汤、肉汤。
- 烹调以植物油为主，少量动物油。

饮食处方

- 每天肉类和海鲜的摄入总量要控制在100克之内。
- 血尿酸浓度正常时，每周可吃 2 ~ 3 次的中低嘌呤鱼肉类，比如鳝鱼、牛肉、鸡肉等。
- 每天蛋白质的摄入量不超过 80 克。血尿酸浓度高时，最好仍选择嘌呤含量低的牛奶、鸡蛋为蛋白质来源。
- 每天水果的摄入量应保证热量不高于 90 千卡。90 千卡可以是 150 克香蕉，或 200 克苹果，或 200 克梨，或 300 克草莓，或 150 克柿子，或 200 克杏等。

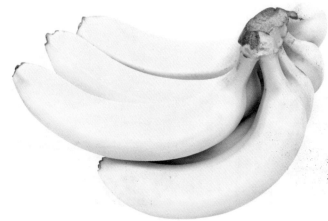

香蕉含有丰富的钾元素，有利于肾脏尿酸的排出

中、低嘌呤食物搭配

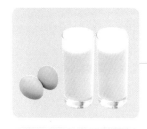

2 个
鸡蛋
 +
2 杯牛奶
每杯 200 毫升
 ≈ 6 毫克嘌呤

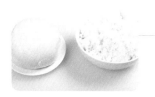

每 50 克米饭或馒头约含 7 毫克嘌呤
300 克米饭或馒头约含 42 毫克嘌呤

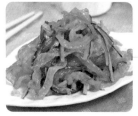

黄瓜拌海蜇

100 克
海蜇
 +
150 克
黄瓜
 ≈ 21 毫克嘌呤

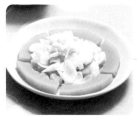

百合南瓜

150 克
南瓜
 +
50 克
鲜百合
 ≈ 5 毫克嘌呤

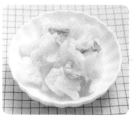

肉片烧菜花

50 克
猪瘦肉
 +
200 克
菜花
 ≈ 101 毫克嘌呤

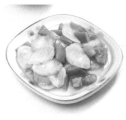

番茄炒丝瓜

150 克
丝瓜
 +
100 克
番茄
 ≈ 21 毫克嘌呤

痛风缓解期的食物选择

	放心吃的食物	避免吃的食物
蔬菜类	白萝卜、胡萝卜、黄瓜、番茄、白菜、芹菜、莴笋、莲藕、菜花、豆角等	荷兰豆、扁豆、青椒、芦笋
水果类	香蕉、苹果、梨、西瓜、草莓、杏等	—
谷薯豆类	大米、精面粉、麦片、面包、馒头、面条、通心粉、土豆、芋头等	—
蛋奶类	鸡蛋、牛奶、酸奶	—
菌藻类	蘑菇、木耳、海带	—
肉类	鸡肉、牛肉、猪瘦肉	动物内脏等
水产类	海蜇、鳝鱼、金枪鱼、三文鱼	沙丁鱼、带鱼等

痛风缓解期一周食谱举例

	早餐	午餐	晚餐
周一	馒头、凉拌白菜心、牛奶	米饭、菜花炒肉、紫菜汤	清汤面条、清炒菜花
周二	小米粥、苏打饼干、凉拌土豆丝	香菜木耳汤、黄瓜三文鱼寿司	米饭、韭菜炒鸡蛋、清炒胡萝卜丝
周三	花卷、凉拌芹菜	米饭、虾仁烩冬瓜、紫菜汤	馒头、大米粥、洋葱炒鸡蛋
周四	大米粥、茶鸡蛋、凉拌木耳	小白菜清汤面、清炒黄瓜片	米饭、蒜泥海带丝、素炒土豆丝
周五	苏打饼干、清炒萝卜丝、牛奶	馒头、醋熘白菜片、葱花蛋花汤	米饭、清炒西葫芦、紫菜鸡蛋汤
周六	馒头、凉拌菠菜、牛奶	米饭、洋葱炒牛肉、凉拌苦瓜	青菜面、凉拌茄子
周日	大米粥、花卷、炝拌海带丝	素菜包、黄瓜木耳汤	米饭、蒜蓉茼蒿、冬瓜鸡蛋汤

痛风缓解期菜谱推荐

木耳炒胡萝卜

材料 胡萝卜 200 克，水发木耳 50 克。

调料 姜末、葱花、盐、白糖各 3 克，
生抽 10 克，香油各少许。

做法

1. 胡萝卜洗净，切丝；木耳洗净，撕小朵。

2. 锅置火上，倒油烧至六成热，放入姜末、葱末爆香，下胡萝卜丝、木耳翻炒。

3. 加入生抽、盐、白糖翻炒至熟，点香油调味即可。

干煎鸡肉

材料 鸡腿肉 50 克，熟芝麻适量。

调料 盐、料酒、葱段、姜片、酱油各适量。

做法

1. 鸡腿肉洗净，加盐、料酒、葱段、姜片、酱油抓匀，腌渍 20 ～ 30 分钟。

2. 取平底煎锅置火上，倒入适量植物油烧热，下入腌渍好的鸡腿肉，两面煎熟且色泽金黄时盛出，装盘，撒上芝麻即可。

烹饪小帮手 宜用小火煎鸡腿肉，不然鸡腿肉外表色泽金黄了，但里面还不熟。

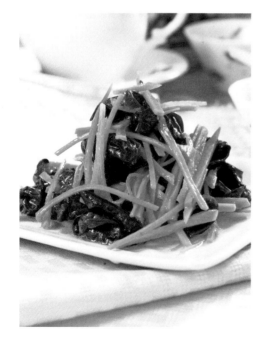

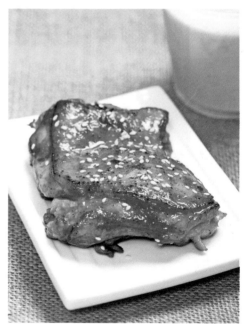

痛风合并肥胖的饮食方案

饮食全方案

- 要选择食用含脂肪、热量以及嘌呤都较低的食物。
- 动物的肥肉尽量不食用。烹饪宜选用植物油。
- 以碳水化合物补足热量的需要，主食以精米面为主。
- 摄取纤维素较多的食物，增加饱腹感，帮助排泄。
- 辛辣刺激的食物尽量少食，尽量不饮酒以及碳酸饮料。
- 早餐最好选择豆浆＋花卷＋鸡蛋；午餐和晚餐以偏重米食较好，面食稍微减少进食；另外，多吃一些含纤维素较多的蔬果类食物。

饮食处方

- 每天嘌呤的摄入量不高于 150 毫克。
- 每天总热量不宜少于 1200 千卡。
- 每天膳食纤维的摄入量在 50 ～ 60 克。
- 脂肪的摄入总量每天不超过 50 克，胆固醇 300 毫克以下。
- 每日所需热量控制在 20 千卡 / 千克体重，脂肪不能超过总热量的 25%。
- 每天饮水量不少于 2000 毫升。
- 每天可以吃 1 个鸡蛋、喝 250 毫升豆浆、250 克主食、蔬菜 600 克、水果不超过 200 克。

低嘌呤、低热量食物搭配

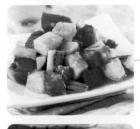

番茄丝瓜

150 克丝瓜 + 100 克番茄 ≈  22 毫克嘌呤

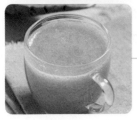

木瓜菠萝汁

100 克木瓜 + 100 克菠萝 ≈ 3 毫克嘌呤

痛风伴肥胖患者的食物选择

	放心吃的食物	避免吃的食物
蔬菜类	黄瓜、番茄、茄子、苦瓜、白萝卜、冬瓜等	—
水果类	木瓜、菠萝、樱桃、杨梅、草莓、猕猴桃等	高糖水果
谷薯豆类	糙米、玉米等	红豆、绿豆、黄豆、蚕豆等
蛋奶类	鸡蛋、牛奶	—
菌藻类	海带、木耳	香菇
肉类	兔肉、牛肉、猪血等	动物内脏、肉汤、肉汁等
水产类	海蜇、海参、鳝鱼	带鱼、沙丁鱼等

痛风伴肥胖患者一周食谱举例

	早餐	午餐	晚餐
周一	牛奶、面包、凉拌黄瓜丝	米饭、黄瓜炒木耳	素包子、清炒苦瓜、豆腐汤
周二	小米粥、苏打饼干、凉拌萝卜丝	米饭、三色冬瓜丝、土豆丝炒肉	米饭、番茄鸡蛋汤、醋熘白菜
周三	馒头、小米粥、土豆丝	米饭、木耳炒芹菜、紫菜汤	青菜肉丝汤面、鸡蛋
周四	苏打饼干、清炒胡萝卜丝、牛奶	素馅饺子、紫菜汤	米饭、青椒炒鸡蛋、醋熘土豆片
周五	酸奶、面包片、凉拌海蜇丝	馒头、葱烧木耳、清蒸三文鱼	米饭、银耳炒芹菜、三丝苋菜汤
周六	馒头、凉拌黄瓜丝、牛奶	油菜面、蒜薹炒肉丝	米饭、清炒苦瓜、紫菜汤
周日	大米粥、花卷、凉拌土豆丝	素菜包、洋葱木耳汤	米饭、莴笋豆腐汤、青椒肉丝

痛风合并肥胖的菜谱推荐

家常茄子

材料 茄子 350 克，韭菜 20 克。

调料 酱油、白糖各 10 克，蒜末 5 克，水淀粉 15 克，盐 2 克。

做法

1. 茄子去柄，去皮，切成小块，放入水中浸泡一会儿，捞出沥干；韭菜择洗干净，切成段。

2. 锅置火上，放油烧至六成热，放入茄子块翻炒 10 分钟。

3. 放入盐、酱油、白糖调味，再放韭菜段翻炒至熟，用水淀粉勾芡，出锅前放入蒜末即可。

烹饪小帮手 茄子可预先用盐腌渍半小时左右，然后将水分挤出，可减少用油。

枸杞粥

材料 大米 100 克，枸杞子 20 克。

调料 盐、葱花各适量。

做法

1. 大米淘洗干净，枸杞子洗净。

2. 大米放入锅内，加入适量水，熬至半熟。

3. 将枸杞子和葱花加入粥中一同煮熟，加入盐搅匀即可。

烹饪小帮手 也可以将枸杞子换成六七颗红枣，补铁补血、美容养颜。

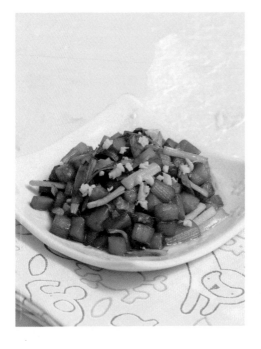

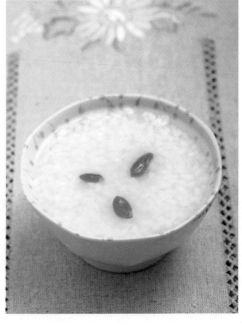

痛风合并高脂血症的饮食方案

饮食全方案

- 饮食宜清淡，选择低嘌呤、低脂肪的食物。
- 胆固醇含量较高的食物应减少摄入量。
- 选择优质的蛋白质摄入。
- 适量多摄入新鲜蔬果，含维生素C、膳食纤维丰富的蔬果更好。
- 多食钾、钙、镁元素丰富的食物。
- 合理补充水分，保持体液平衡。不喝咖啡等含有咖啡因的饮料，适量饮用淡茶水。
- 早餐最好选择牛奶+面包+素菜；午餐和晚餐以米饭、素面条、素饺子为主食，鸡蛋为主菜。应每餐吃八成饱，可适当添加碱性水果和蔬菜来增加饱腹感。

饮食处方

- 每天嘌呤的摄入量不要超过150毫克。
- 每天饱和脂肪酸的摄入量应低于总热量的10%，脂肪占总热量的20% ~ 30%。
- 每天膳食纤维的摄入量在25 ~ 30克。
- 每天水的饮用量以2000毫升为宜。
- 每天胆固醇含量不超过300毫克。
- 每天新鲜蔬果的摄入在500 ~ 600克。
- 每天可以吃3个鸡蛋（只吃1个蛋黄）、250毫升牛奶、250克主食、200克水果、400克蔬菜、100克鱼肉类。

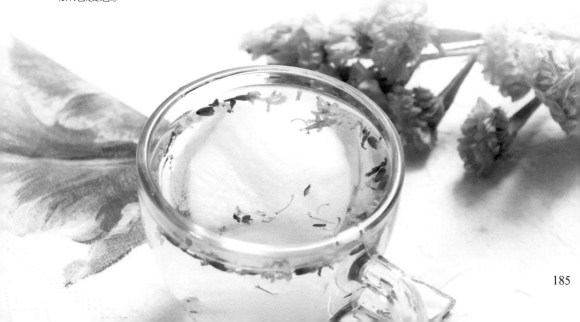

低嘌呤、低脂食物搭配

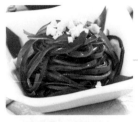

蒜泥海带

10克
大蒜 + 50克
海带 ≈ 52 毫克嘌呤

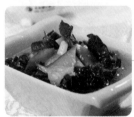

黄瓜木耳汤

20克
水发木耳 + 150克
黄瓜 ≈ 7 毫克嘌呤

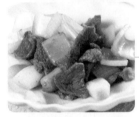

洋葱炒牛肉

50克
牛瘦肉 + 150克
洋葱 ≈ 47 毫克嘌呤

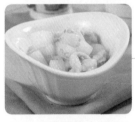

虾仁烩冬瓜

50克
鲜虾仁 + 100克
冬瓜 ≈ 72 毫克嘌呤

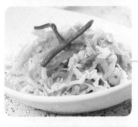

白菜心拌海蜇

50克
海蜇 + 150克
白菜心 ≈ 24 毫克嘌呤

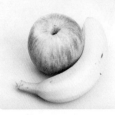

1个
苹果 + 1个
香蕉 ≈ 4 毫克嘌呤

痛风合并高脂血症的食物选择

	放心吃的食物	避免吃的食物
蔬菜类	胡萝卜、黄瓜、番茄、韭菜、菠菜、芹菜、苋菜等	—
水果类	山楂、苹果、香蕉、荔枝、猕猴桃、葡萄等	—
谷薯豆类	大米、富强粉、全麦粉、燕麦、糙米、高粱米等	—
蛋奶类	牛奶、酸奶、蛋清等	—
菌藻类	海带、银耳、木耳等	—
肉类	动物瘦肉、猪血等	动物内脏、肥肉、鸡皮、香肠、腊肠、肉汤等
水产类	三文鱼、鲤鱼、海带、海蜇等	沙丁鱼、乌鱼、蟹黄、鱼子等

痛风合并高脂血症一周食谱举例

	早餐	午餐	晚餐
周一	小米绿豆粥、洋葱炒土豆片	芹菜肉丝、馒头、番茄炒鸡蛋	米饭、雪里蕻炖豆腐
周二	牛奶、全麦面包	米饭、醋熘白菜、兔肉炒南瓜	燕麦粥、清炒芹菜、番茄丝瓜
周三	核桃粥、拍黄瓜	玉米面馒头、炒土豆丝、丝瓜肉片汤	糯米饭、洋葱炖豆腐
周四	绿豆粥、馒头、鸡蛋白	馒头、凉拌双耳、清蒸鲢鱼	米饭、紫菜汤、素炒胡萝卜
周五	苏打饼干、牛奶、凉拌莴笋	小麦面条、茄丁瘦肉、香菇油菜	米饭、醋熘白菜、木耳芹菜汤
周六	花卷、牛奶、胡萝卜炒芹菜	米饭、蒜薹炒肉、姜汁菠菜	紫米粥、清炒茄子
周日	燕麦粥、凉拌豆芽	馒头、苦瓜炒木耳、香菇油菜	红枣大米饭、冬瓜排骨汤

痛风合并高脂血症的菜谱推荐

桂圆红枣粥

材料 糯米 100 克，桂圆肉 20 克，红枣 15 克。

调料 红糖适量。

做法

1. 糯米淘洗干净，浸泡 4 小时；桂圆肉去杂质，洗净；红枣洗净，去核。

2. 锅置火上，加适量清水烧开，放入糯米、桂圆肉、红枣，用大火煮沸，转小火熬煮成粥，加入红糖搅匀。

烹饪小帮手 红枣可以换成对降血脂有益的莲子。

洋葱炒豆腐丝

材料 豆腐干 150 克，洋葱 80 克，猪瘦肉 50 克。

调料 水淀粉、盐、酱油、醋、花椒油、鲜汤各适量。

做法

1. 干豆腐切丝；洋葱去皮，洗净，切丝；猪瘦肉冲洗一下，切肉丝。

2. 锅置火上，倒入适量植物油烧热，倒入豆腐丝煸炒，加适量鲜汤，改小火。

3. 小火稍微煮片刻换大火，然后加入切好的肉丝和洋葱丝，加入盐、酱油翻炒至熟。

4. 放醋，用水淀粉勾芡，淋上些许花椒油即可。

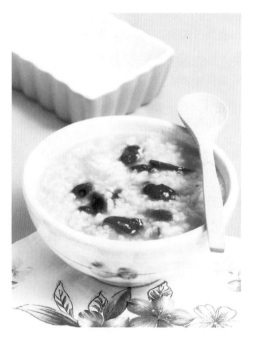

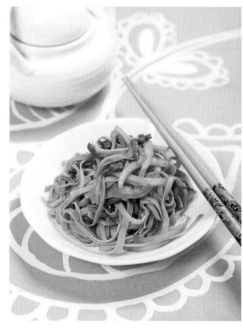

痛风合并高血压的饮食方案

饮食全方案

- 避免"三高食品"——高热、高脂、高盐。
- 饮食宜清淡，低盐饮食，可适当增加富钾食物的摄入。
- 适当限制蛋白质的摄入，牛奶、鸡蛋嘌呤含量低，可作为蛋白质的首选来源。
- 控制甜食的摄入，并保持正常体重；肥胖患者应适当减肥。
- 多吃膳食纤维含量丰富的新鲜瓜果蔬菜。
- 不喝浓茶、浓咖啡，控制饮酒；辛辣刺激性的食物及调味料少吃；适量喝些淡绿茶，对控制血压有一定疗效。
- 一日三餐的搭配：早餐可吃小米粥+馒头+素菜；午餐和晚餐主食以米、面为主，副食可选择低嘌呤的肉类和素菜的搭配，两餐过后适量加餐，如午餐过后吃些水果或睡觉前喝杯热牛奶。

饮食处方

- 每天嘌呤的摄入量要严格限制在 150 毫克以下。
- 脂肪摄入量占膳食总热量的 25% 左右。
- 每天碳水化合物的摄入量在 300 克左右。
- 每天应保证 500 克新鲜水果与蔬菜的摄入。
- 每天盐的摄入量控制在 6 克以内。
- 每天饮水量控制住 2000 毫升为宜。
- 每天可吃奶类 300 毫升、蛋 50 克、素菜 500 克、谷薯类 300 克、瘦肉不多于 75 克、水果 200 克。

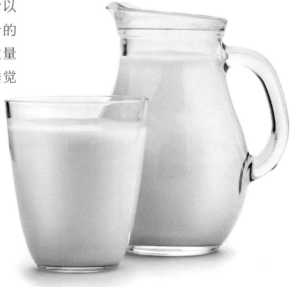

低嘌呤食物搭配

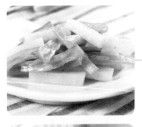

土豆炖四季豆

150 克
土豆
+
150 克
四季豆
≈
50 毫克嘌呤

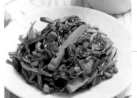

豆腐干炒韭菜

100 克
豆腐干
+
100 克
韭菜
≈
92 毫克嘌呤

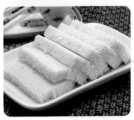

玉米面发糕

150 克
玉米面
+
50 克
小米面
≈
18 毫克嘌呤

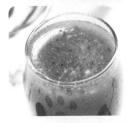

樱桃苹果汁

200 克
苹果
+
100 克
樱桃
≈
20 毫克嘌呤

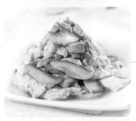

蘑菇炒蛋

50 克
鸡蛋
+
100 克
蘑菇
≈
29 毫克嘌呤

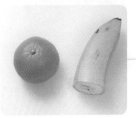

100 克
橘子
+
100 克
香蕉
≈
4 毫克嘌呤

痛风合并高血压的食物选择

	放心吃的食物	避免吃的食物
蔬菜类	土豆、茄子、洋葱、番茄、冬瓜等	腌制咸菜
水果类	柑橘、李子、香蕉、橘子、红枣、葡萄等	柿子
谷薯豆类	糙米、燕麦、山药、玉米、绿豆、红豆等	—
蛋奶类	鸡蛋、鸭蛋、牛奶、豆浆等	—
菌藻类	紫菜、木耳、金针菇	—
肉类	猪瘦肉、鸡肉、牛肉	动物内脏、肉汤等
水产类	草鱼、三文鱼、海参等	沙丁鱼、带鱼、牡蛎等

痛风合并高血压一周食谱举例

	早餐	午餐	晚餐
周一	馒头、凉拌黄瓜、牛奶	米饭、番茄炒鸡蛋、紫菜汤	清汤面条、清炒西蓝花
周二	小米粥、苏打饼干、凉拌萝卜丝	馒头、黄瓜木耳汤、土豆片炒牛肉	米饭、清炒芹菜、蒜苗炒鸡蛋
周三	花卷、凉拌黄瓜	米饭、荠菜炒鸡片、紫菜汤	馒头、大米粥、青椒炒鸡蛋
周四	大米粥、煮鸡蛋、凉拌海带丝	黄瓜清汤面、清炒油菜	米饭、凉拌海带丝、素炒胡萝卜
周五	苏打饼干、清炒胡萝卜丝、牛奶	馒头、青椒炒牛肉、葱花蛋花汤	米饭、醋熘白菜、紫菜鸡蛋汤
周六	馒头、凉拌黄瓜、牛奶	米饭、洋葱炒鸡蛋、凉拌苦瓜	青菜面、清炒茄子
周日	大米粥、花卷、炝拌土豆丝	素菜包、清蒸三文鱼	米饭、蒜蓉空心菜、番茄鸡蛋汤

痛风合并高血压的菜谱推荐

红薯玉米粥

材料 红薯 200 克，玉米面 100 克。

做法

1. 将红薯洗净后，去皮，切成丁状备用；玉米面用水调成稀糊状。

2. 将红薯丁倒入煮锅中，加入适量清水，用大火加热煮沸，煮沸后转小火煮 20 分钟，边煮边用勺子轻轻搅动，直至红薯软烂。

3. 往红薯粥中加入玉米面糊，边加边搅动，以使玉米面充分拌入红薯粥中，继续小火煮 10 分钟左右，至玉米面熟软、与红薯丁充分混匀即可关火。

芹菜菠萝汁

材料 芹菜 100 克，菠萝 150 克。

调料 蜂蜜少许。

做法

1. 菠萝洗净、去皮、切丁；芹菜洗净切段。

2. 将备好的材料放入榨汁机中榨汁。

3. 加入少量蜂蜜，搅拌均匀即可。

烹饪小帮手 芹菜也可以换成黄瓜，也能起到清热解暑和降压的效果。

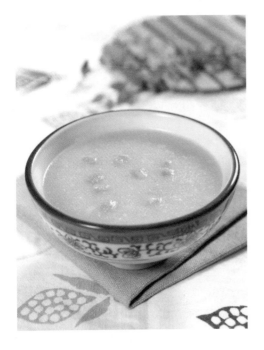

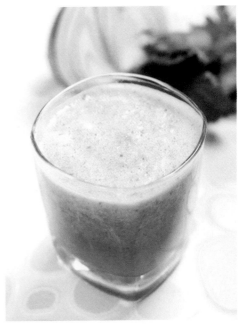

痛风合并糖尿病的饮食方案

饮食全方案

- 主食根据自己的身体状况，合理选择粗细粮的搭配。
- 尽量"三低饮食"——低嘌呤、低脂肪、低热量。
- 确定每天的进食量，少食多餐，可分成 5 ~ 6 餐吃。
- 减少糖类进食量，适当增加优质蛋白质的摄入。含糖量很高的食物不能吃。
- 饭菜要清淡，尽量选择植物油。
- 多吃些碱性且含糖量少的瓜果或蔬菜，补充身体所需的营养元素，帮助控制血糖，缓解痛风症状。
- 早餐可以选择馒头 + 小米粥 + 鸡蛋 + 蔬菜；午餐和晚餐以膳食纤维高的米饭、面食为主食，副食可适当选择些瘦肉、豆制品等；晚上睡觉之前可喝一杯纯牛奶，250 毫升左右。

饮食处方

- 每天嘌呤的摄入量要严格限制在 150 毫克以下。
- 每天蛋白质的摄入量应占每日所需热量的 25% 左右。
- 脂肪的摄入量每天不超过 50 克，胆固醇少于 300 毫克。
- 每天食用油的量最好不要超过 30 克。
- 适当进食盐，每人每天以 6 克较好。
- 碳水化合物摄入量应占每天总热量的 55% ~ 60%。
- 每天饮水至少 2000 毫升。
- 每天可以吃 1 个鸡蛋、1 碗粥、2 片面包、1 个水果（100 ~ 150 克）、300 克主食、500 克蔬菜。

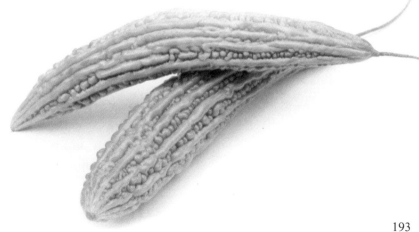

低嘌呤食物搭配

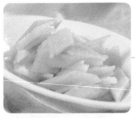

芹菜炒土豆片

50 克
土豆
 200 克
芹菜
≈ 22 毫克嘌呤

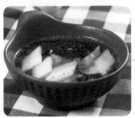

紫菜黄瓜片汤

10 克
干紫菜
 100 克
黄瓜
≈ 42 毫克嘌呤

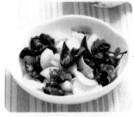

洋葱炒木耳

150 克
木耳
 200 克
洋葱
 22 毫克嘌呤

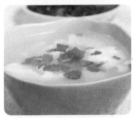

菜花香菜汤

20 克
香菜
 150 克
菜花
 42 毫克嘌呤

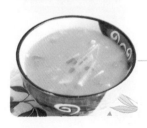

白萝卜番茄汤

250 克
白萝卜
 150 克
番茄
 34 毫克嘌呤

50 克
葡萄
 50 克
鸭梨
 1 毫克嘌呤

痛风合并糖尿病的食物选择

	放心吃的食物	避免吃的食物
蔬菜类	圆白菜、南瓜、黄瓜、生菜、番茄、紫菜、菠菜等	—
水果类	苹果、杨梅、樱桃、草莓、香瓜、柚子	柿子、红枣
谷薯豆类	大米、小麦、红薯	—
蛋奶类	鸡蛋、纯牛奶、酸奶	—
菌藻类	木耳、香菇	—
肉类	猪瘦肉、猪血	动物内脏、肉汁、肉汤等
水产类	海蜇、三文鱼、海苔等	带鱼、凤尾鱼、沙丁鱼、鲅鱼等
饮料类	绿茶、矿泉水	咖啡、雪碧、可乐等

痛风合并糖尿病的食物选择

	早餐	午餐	晚餐
周一	玉米面馒头、牛奶、鸡蛋、凉拌黄瓜	米饭、肉丝炒苦瓜、雪菜豆腐	面条、番茄鸡蛋、瘦肉苦瓜
周二	小米粥、全麦面包、拌土豆丝	馒头、牛肉炒胡萝卜、冬瓜汤	烙饼、绿豆粥、木耳炒黄瓜
周三	豆奶、苏打饼干、胡萝卜丝	米饭、腐竹熘芹菜、蘑菇炖豆腐	馒头、番茄蛋汤、西葫芦炒肉
周四	牛奶、馒头、芝麻海带丝	素饺子、紫菜蛋汤	米饭、竹笋炒肉、紫菜汤
周五	苏打饼干、牛奶、清炒胡萝卜丝	玉米面馒头、清蒸草鱼、番茄炒鸡蛋	米饭、葱花豆腐、醋熘白菜
周六	大米粥、鸡蛋、凉拌海带丝	米饭、洋葱炒鸡蛋、凉拌苦瓜	葱油饼、冬瓜汤、芹菜豆腐干
周日	牛奶、全麦面包、鸡蛋	馒头、凉拌三丝、清蒸鲈鱼	米饭、青菜汤、苦瓜熘鸡片

痛风合并糖尿病的菜谱推荐

韭菜烧猪血

材料 韭菜 100 克，猪血 300 克。

调料 花椒粉、盐各适量。

做法

1. 韭菜择洗干净，切段；猪血洗净，切块。

2. 炒锅倒入植物油烧至七成热，撒入花椒粉炒出香味，倒入猪血块炒匀，加适量水炖 8 分钟，放韭菜段炒出汤，加盐调味即可。

烹饪小帮手 韭菜可以换成豆腐。豆腐中的嘌呤含量已经大大下降，因此，痛风患者不用太担心。

醋熘白菜

材料 白菜 400 克。

调料 葱丝、姜丝、蒜末各 5 克，醋 15 克，盐 3 克。

做法

1. 白菜洗净，切成条。

2. 锅内倒油烧热，爆香葱丝、姜丝、蒜末，倒入白菜翻炒至变软。

3. 放盐和醋翻炒均匀即可。

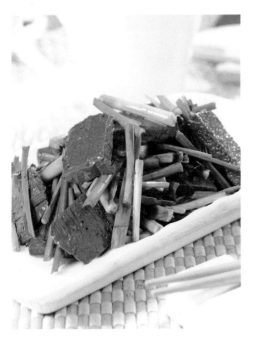

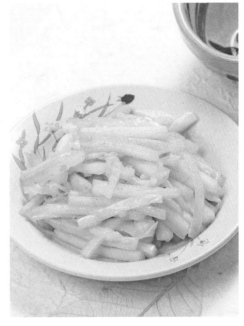

第4章

学会自然疗法，与痛风和平相处

散步，步伐加快不如甩开手臂

对痛风的好处

散步 1 小时大约可以消耗 129 千卡的热量，同时它还会增加人体对热量的利用，更有利于控制体重。

其他健身功效

散步对大部分人来说没有多大困难，除了控制体重以外，它可以放松心情，同时能降低血液中的尿酸含量，以及患代谢综合征的风险，还能保持心脏和骨骼的健康，对痛风患者是非常有益的。

具体方法

散步之前，患者最好使全身自然放松，可以适当地活动一下筋骨，调整自己的呼吸，然后再开始。散步时肩放平、背伸直，抬头挺胸，眼睛看前方，手臂自然摆动，手脚合拍。每次散步以 10 ~ 30 分钟为宜，每天 1 ~ 2 次。

痛风患者的步速不宜过快，以每分钟 60 ~ 70 步为宜，每天累计 6000 ~ 10000 步，可分配在早中晚的不同时段完成，将早上买菜、晚饭后遛狗的时间可以充分利用起来。

散步的同时可进行有节奏地甩开双臂、捶打腰背运动等，有利于疏通气血。

注意事项

• 散步要适合自身的体征。普通散步适合重型关节炎患者，较快速的散步适合有慢性关节炎的患者等。

• 散步应量力而行。患者应根据自己的体力选择合理的散步方式，不能过累，以免造成关节损伤，反而不利于自身健康。

• 饭后不能马上散步，至少要半小时以后再进行。

• 由于秋冬季节日出较晚，气温较低，容易引发疾病，因此秋冬季节外出散步时间不宜过早。

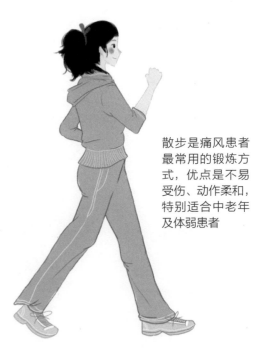

散步是痛风患者最常用的锻炼方式，优点是不易受伤、动作柔和，特别适合中老年及体弱患者

游泳，利于保护膝关节

对痛风的好处

游泳对身体的锻炼最为全面，骨骼、关节也不例外。游泳可以调动全身的骨骼、关节、肌肉的活动，从而改善关节的灵活性，减少尿酸的沉积，从而有利于预防和治疗痛风，适合年轻的痛风患者。

其他健身功效

除了能改善关节的作用以外，游泳时，水的压力对胸部也是一种很好的锻炼，同时增强心脏、肌肉、肺等器官的功能，尤其对背部和腰部肌群的锻炼十分显著。游泳还可以明显改善新陈代谢，提高机体的抵抗力和免疫力。

具体方法

游泳有很多种，常见的有蛙泳、仰泳、自由泳、蝶泳，各自都有不同的身体姿势和动作。

自由泳一般每划水2次，打水6次，呼吸1次。

蛙泳是人体俯卧水面，两臂在胸前对称直臂侧下屈划水，两腿对称屈伸蹬夹水，似青蛙游水。

蝶泳是身体俯卧水中，靠两臂强的划水和腿的打水动作推动身体前进，身体姿势不固定。

仰泳是身体仰卧游进，用交替划水和交替踢水配合，臂腿动作无规则限制。

注意事项

• 游泳时一定要有熟悉水性的人在周围看顾，以防发生意外。

• 痛风患者游泳时要适量，时间不宜过长。

• 下水游泳前，最好先在岸上做一些适当的准备活动，热身10～15分钟，活动关节以及各部位肌肉，以免突然的运动对关节和肌肉不利。

• 游泳前应该对水的深浅、水的质量等做评估，若不适宜游泳，不能任性行事。

• 游泳时若出现意外状况，要冷静，不要慌乱，然后尽快寻求帮助。

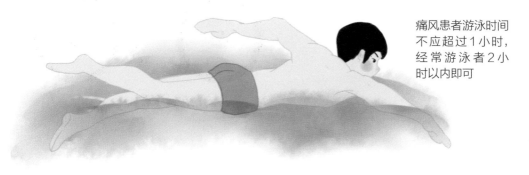

痛风患者游泳时间不应超过1小时，经常游泳者2小时以内即可

骑车呼吸法，加快体内脂肪消耗

对痛风的好处

骑车对于膝关节和肌肉的疼痛具有一定的缓解功效，可有效改善膝关节的灵活性，减少尿酸盐沉积，有利于痛风病情的控制和治疗。

其他健身功效

长期骑自行车能改善心肺功能，帮助痛风患者预防心血管病的发生。匀速蹬车时有意识地进行深呼吸还可以减少体内的脂肪，从而起到减肥的作用。

经常骑车还有助于保持骨关节的灵活，增强韧带和肌肉的力量。

具体方法

1. 上身稍向前倾，两臂伸出，肩膀自然放松，双手扶住车把均匀用力。

2. 右（左）脚向下踩时，尽量使脚踝伸直，同时，左（右）脚上抬，脚尖上翘，接着脚跟下蹬。

3. 脚踩在踏板上，全身放松，向上提肛，进行深呼吸。

注意事项

• 调整车座的高度和角度。车座太高，骑车时臀部必然左右错动，容易造成身体的擦伤；车座前部上翘，更容易损伤下体。

• 骑车时间较长时，要注意变换骑车姿势，使身体的重心有所移动，以防身体某一点长时间着力。

• 初骑变速车时，速度不要太快，时间也不要太长，待身体适应后再增加速度和时间。

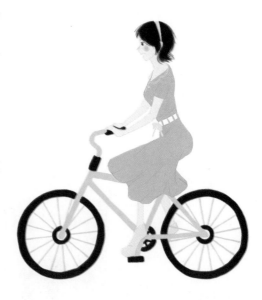

勤练太极虽好，但屈膝悠着点

对痛风的好处

有研究表明，中国传统运动太极拳有助于缓解关节疼痛，有助于痛风患者的膝关节自我修复。

其他健身功效

太极运动神形合一，能减轻疲劳、减少焦虑、强健筋骨、提高身体平衡性和灵活性。练太极还可增加神经系统的灵敏性，练太极要"心静意定"，练拳时必先令心静，将协调全身内外器官机能的任务交由意识执行，加强了意识与肢体的联系。

注意事项

- 练太极拳要选择平整、松软的草地或泥土地，尽量不在坚硬的水泥地或石板地上练拳。
- 练拳以前，要有针对性地做准备活动。可以先进行几分钟的原地踏步走，再做几节按摩操，然后开始练习太极拳。
- 练拳要遵照循序渐进的原则。开始可以先进行分段、分式练习，待有了一定基础之后再逐渐过渡到成套练习，这对于初学者来说很重要。
- 打太极拳时动作姿势要正确。如果动作姿势不正确，势必影响力量的协调发挥，使不该用力的肌群也持续紧张，造成局部肌肉劳损和关节的负荷过重，如屈膝下蹲动作深度过大，就会造成膝部劳损。
- 练拳时，运动量不宜过大或过于集中。没有一定功底的中老年朋友，打拳的姿势可以稍高一些。另外，切忌将一套拳连续打上四五遍，否则对初学者会造成膝关节局部负担过重。

家庭肌力练习，预防关节肌肉萎缩

对痛风的好处

肌力练习可以强壮骨骼和关节，预防痛风后期的关节肌肉萎缩。痛风患者应坚持每周 2 ~ 3 天家庭肌力运动，能够明显改善关节疼痛的毛病。

其他健身功效

肌力练习能预防和控制心脏病和 2 型糖尿病（肌肉越发达血糖越稳定）；强壮骨骼和关节，增加肌肉的比例；预防慢性病发生。

具体方法

1. 针对上臂肌肉，可以在看电视时左右手同时拿着一个装满水的矿泉水瓶做上举运动。每次保持 30 ~ 45 秒，双手放下休息 30 秒再继续做，每侧做 2 ~ 3 分钟。

2. 针对脚踝和脚趾，可以手持哑铃，置于大腿外侧，拳眼朝前，做提踵运动——脚后跟抬起、放下动作。练习时动作应舒展，动作节奏平稳，中速进行为宜。重复提踵 25 ~ 75 次。

注意事项

• 肌肉锻炼不要天天做，以免导致肌肉疲劳和损伤。

• 开始锻炼时，不妨使用小哑铃，每周锻炼 2 ~ 3 次，每次 15 ~ 20 分钟。之后根据锻炼情况，再逐渐增加运动强度、哑铃重量。每次力量练习可选 5 ~ 10 个动作，涉及不同肌群，每个动作做 3 组，每组重复 10 ~ 15 次，每组间休息 2 ~ 3 分钟。

静蹲，预防痛风性膝关节炎

对痛风的好处

很多痛风患者都有膝盖不好的问题，有些和下肢肌肉力量薄弱相关。日常生活中如果适当做些静力训练可以有效保护膝盖。

作为一种对抗阻力的方法，最常用的动作是静蹲，可以强化大腿肌肉。这些肌肉也是行走中主要用到的，可以保护膝盖避免受伤。此外，患有痛风性膝关节炎以及关节损伤后处于恢复期的患者，都可以采用这种练习方法。

其他健身功效

大腿肌肉的发达程度与肺活量和心脏功能成正比。蹲得越深，需要的肺活量越大，心脏功能越强。

具体做法

1. 上身挺直，抬头挺胸，两脚分开与肩同宽，脚尖正向前，不要"外八字"或"内八字"。

2. 站好后缓慢下蹲，到大腿和小腿之间的夹角略大于 90 度为止（类似扎马步的样子）。

3. 保持这一角度，逐渐把重心向后移动，让膝盖和脚尖正好在一条直线上。

注意事项

• 两次下蹲之间休息 1 分钟，每次 1 ~ 3 分钟，每天练习 1 ~ 2 次。

• 不要深蹲，而要轻蹲。注意膝盖不要内扣或外翻。

• 找到适合自己的下蹲角度后，可以在脚尖处画条线做个标记，下次练习就能知道蹲到什么角度了。

• 如果希望提高耐力，可以蹲高一点，屈膝角度小一些，练习次数可以增加。

防痛风发作的简易体操

体操 1

颈部向左旋转，至最大程度时抬头向上看，抬至最高限度，停留 10 秒，慢慢还原，接着做右侧动作。整个动作要缓慢，幅度尽力达到最大，可以感到颈肩部肌肉的拉伸。左右交替做 30 次。

体操 2

两手握空拳，放于腰间，拳心向上。右拳向左前方尽力打出，高度与肩平，然后右拳变掌，慢慢收拢。手指尽量伸直并分开，收回时从手指开始逐一收拢捏紧，眼随手转。左手的动作完全一样，方向相反。两手交替进行，各做 30 次。

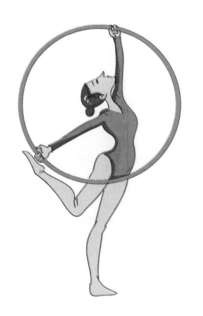

体操 3

站在椅子旁边，左侧对椅子，左手扶椅子背，前后摆动右腿，尽量摆动到最大幅度，然后右腿向外展、内收，还原。转身，右侧对椅子，右手扶椅子背，前后踢左腿，做左腿的外展、内收。每个动作做 30 次。

促进尿酸代谢的关节操

1. 指关节操：握拳与手指平伸交替运动。握拳时可选择一些道具，如铅笔或粗一点的棍棒；平伸时可两手手心用力相抵。

2. 腕关节操：两手掌心相对，交替用力向一侧屈伸，反复数次。

3. 肘关节操：手掌向上，两臂向前平举，迅速握拳，同时屈曲肘部，努力使拳达肩，再迅速伸掌和伸肘。重复多次，然后两臂侧平举，握拳和屈肘。

4. 肩关节操：一只手臂从颈旁伸向背侧，掌心触背，另一手臂从腰侧方伸向背部，手指触背，尽量使两手的手指靠近，每天练习多次。

5. 踝关节操：取坐位，脚离地踝关节分别做屈伸及两侧旋转运动。

痛风患者运动后的注意事项

1 勿立即休息。运动后身体的血液循环速度会加快，心脏跳动也会加快，但是如果你立即停止运动，那很容易造成胸闷、头晕、气短甚至是休克的现象，所以建议痛风患者在运动后做一些简单的小运动，待你的心跳平稳以后再停下来休息

2 最好去空气清新、易流通的环境休息，不宜待在有污染的环境场所。部分室内运动场所设在地下或半地下，空气不流通，室内空气的清新度远不如室外，含氧量也不如室外丰富

3 运动后勿要盲目进食。运动时，运动中枢神经处于兴奋状态，身体的副交感神经相对抑制，消化系统兴奋性明显减弱，肠胃蠕动减弱，各种消化腺的分泌大大减少。各消化腺的正常分泌需要在运动结束后 20 ~ 30 分钟才能恢复，所以建议运动后稍作休息再进食

4 运动休息后不宜大量吃糖。有的人在运动后觉得吃些甜食或冷饮很舒服，就以为运动后多吃甜食有好处，其实运动后过多吃甜食会使体内的维生素 B_1 大量被消耗，人就会感到倦怠、食欲不振等，影响体力的恢复

5 运动后不宜饮酒，运动后人的身体功能会处于高水平的状态，此时喝酒会使身体更快地吸收酒精成分而进入血液，对肝、胃等器官的危害就会比平时更甚

6 运动后不宜马上抽烟，烟雾大量进入体内，还会因运动后的机体需要大量氧气又得不到满足而更易受一氧化碳和尼古丁等物质的危害，此时抽烟比平时的危害更大，同时氧气吸收不畅还影响机体运动后的恢复过程，人更易感到疲劳

痛风的按摩治疗

痛风急性期不要做按摩治疗，缓解期可根据患者的实际情况，做合理的穴位按摩，缓解关节疼痛。

 方法一

 方法二

 方法三

点按大椎、风池、肾俞三个穴位，并点按手三里、肩贞、合谷穴。

每次按摩20分钟，每日1次，7次一个疗程。此方法适用于痛风症状。

按、搓地五会等穴位，还有足部小关节至踝关节，重按或者重推足底侧、足背侧柘骨的间隙，然后捻、拔、摇各趾及踝关节。

每次按摩20分钟，每日1次，适用于痛风足关节疼痛的患者。

点揉手背侧合谷、阳溪、阳池以及外劳宫穴、手部各小关节至腕关节。

每次20分钟，每日1次，7次一个疗程。适用于痛风上肢疼痛的患者。

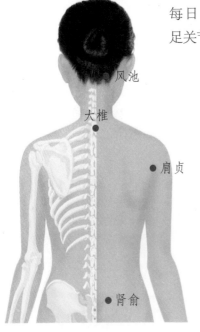

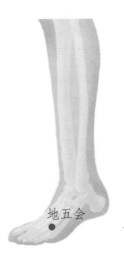

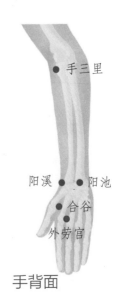

手背面

风池穴：在颈部，枕骨之下，与风府相平，胸锁乳突肌与斜方肌上端之间的凹陷处。

大椎穴：后正中线上，第七颈椎棘突下凹陷处。

肩贞穴：在肩关节后下方，肩臂内收时，腋后纹头上1寸。

肾俞穴：在腰部第2腰椎棘突下，后正中线旁开1.5寸。

地五会穴：在足背外侧，第四跖趾关节的后方，第四、五趾骨之间，小趾伸肌腱的内侧缘。

手三里穴：在前臂背面桡侧，在阳溪与曲池穴连线上，肘横纹下2寸处。

阳溪穴：在腕背横纹桡侧，手拇指向上翘时当拇短伸肌腱与拇长伸肌腱之间凹陷处。

阳池穴：在腕部，腕背横纹中，指伸肌腱的尺侧缘凹陷中。

合谷穴：在第一、二掌骨之间，第二掌骨桡侧之中点处。

外劳宫穴：手背，第二、三掌骨间，指掌关节后0.5寸凹陷中。

按摩注意事项

按摩原则是由轻到重、循序渐进地实施按摩，按摩过程中需要注意以下几点：

1. 受术者要做好，体位要舒适放松。

2. 实施按摩的人要修剪指甲，避免损伤受术者的皮肤；冬季按摩之前还要先暖手，以免太凉引起受术者肌肉紧张。

3. 按摩过程中力度要由轻到重，用力恰当。

4. 实施按摩的人要随时观察受术者的表情，避免用力过度。

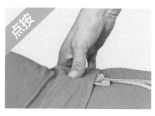
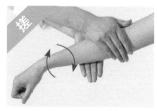
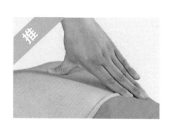
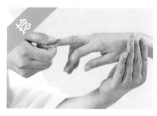
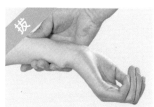
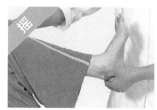

痛风不可怕，心灵自救很重要

作为一种慢性全身性疾病，痛风与心理因素也有很大的关系。如一个人长时间忧愁、恐惧、愤怒，可以导致体内某些物质的改变，从而诱发或加重痛风的症状出现，如急性痛风性关节炎等，对痛风患者健康有很大的损害。

有些人得了痛风以后，可能会感到恐慌，思虑过度，反过来又会加重病情。痛风患者应该调理自己的心理、情绪，正确认识痛风，配合治疗，这样也可以同常人一样享受生活。

具体方法

心理疗法常见的方法主要有以下几种。

说理开导	医生在给患者诊疗过程中，用言语及行为影响患者心理，使患者的心理得到适当调整，达到治疗目的
注意转移	将患者注意力从疾病转移到其他方面，以控制病情
情志相抵	运用五行相生相克原理，用人为的情志刺激，使得患者不正常的心理恢复正常，改善疾病
静志安神	也叫定心定志法，主要靠患者精神内守达到心理治疗目的
愉悦开怀	通过言语诱导振奋患者精神，树立治疗的信心，防治疾病

具体做法包括：讲解，向患者解释相关医学知识；开导，正面说理，引导患者；巩固，避免再次不良情志刺激。这些方法的目的在于帮助痛风患者做好治疗疾病的心理准备。

治疗原则

真诚热情

开导者对痛风患者应该像对待自己家人一样，关怀备至，诚恳真挚，取得患者的信赖，从而使得患者能够有战胜疾病的勇气和信心，并以实际行动配合治疗，这对痛风患者的病情恢复无疑是大有用途的。

坚定信心，乐观向上

面对病魔，有忧虑、恐惧、消沉情绪很正常，但是要尽量多一些理性。良好的心态会使意志更加坚强、战胜病魔的信念更加坚定、寻求有效治疗的行动更为积极；乐观向上的生活态度，可以明显减轻疾病的痛苦，因此有必要把调整心态作为第一要务。

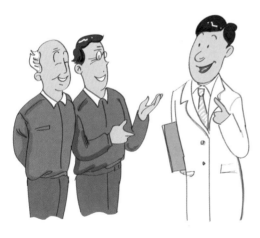

痛风患者保持情绪稳定、乐观向上，对病情大有好处

切忌盲目恐惧

要了解自己所患的疾病，不要因为患病了就盲目恐惧。首先患者应放松心情，消除紧张和焦虑，掌握一些痛风的疾病常识，这对预防痛风复发有很大的帮助。平时患者可通过调身、调息、调心为理论核心的心理疗法来调节，其对患者的病情可以起到一定的缓解作用。因此患者应注意心理调节的重要性。

注意事项

自我情绪控制

对痛风患者可以通过以喜抗悲，以思胜恐的方法，稳定其情绪，疏解其心理，使患者理性地自我控制，有利于健康恢复。

自我调节

指导患者尽量克服焦虑不安、烦躁易怒的情绪，合理地进行自我调节，以积极、乐观、大度的态度对待自身的疼痛或运动受限状况，保持平和的心情，配合医护人员治疗。

心理疗法无论何种形式或者内容，都是通过语言、表情、姿势、态度、行为等全方面的影响，帮助大脑神经功能恢复正常状态，使得患者的异常情绪、心理活动以及行为得到治疗或治愈，减轻与消除患者的痛苦。

生活有规律，长寿自然来

起居疗法是通过科学合理的生活方式，达到促进健康、治疗疾病的目的的一种辅助治疗手段。目前，由于对于原发性痛风尚无根治的办法，所以痛风患者在日常的生活作息方面应该养成良好的习惯，以利于身体健康，控制病情。

有规律地生活

起居疗法很重要的一点就是生活要有规律，要求痛风患者能够按时作息，不能"开夜车"以及通宵达旦地做其他活动，如沉迷于打牌、打游戏。另外要注意劳逸结合，长年坚持合理而有规律的体育锻炼，有助于维持机体代谢正常，增强自身的抵抗力与免疫力，对缓解病情有一定帮助。但需要强调的是，要避免无氧运动，如快跑、打网球等，这些项目会导致体内的乳酸堆积，从而抑制肾脏排尿酸，血尿酸随之会升高。

居住环境要适宜

居家环境的合理性及科学性对人体的健康有很大的影响，如日光、温度、湿度、室内陈列等。

日光对痛风大有好处：紫外线能促进新陈代谢，从而能够有利于人体尿酸的排出，缓解痛风症状。但温度过高，血液循环加快，人会感到疲劳、全身不适；温度过低，人体会感到异常寒冷，同样感觉不适。室内过于潮湿或干燥，都会给人带来不舒服的感觉，不利于身体健康。室内温度以保持在 18 ～ 20℃为宜，相对湿度以 40% ～ 60% 为宜。

室内放置一些合适的花卉植物等，如吊兰、文竹、绿萝等，对改善痛风患者的心情和健康状况有很大的作用。可根据自我爱好摆放不同的花木，但某些花草放在室内不利于人体健康，如夜来香可刺激人体嗅觉，夹竹桃能散发有毒气体等，这类花草不宜摆放在卧室里。

另外，室内的通风也是很重要的，因为自然通风使空气流通，调节室温，减少病菌。

饮食养生很重要

合理的饮食能够改善痛风症状，不合理的饮食习惯则会令病情每况愈下。痛风患者的饮食应该遵从以下原则：

定时	一日三餐的时间合理且固定
定量	每餐的摄入量合理分配，保持一致
合理饮水	痛风患者每天应保证喝 2000 ～ 3000 毫升的水，最好喝普通的白开水

日常生活需防范

"工作狂"不可取

生活规律、保持新陈代谢的最佳状态，是痛风患者控制疾病的首要条件。压力大、工作劳累、身体锻炼少、睡眠差都是导致痛风发作的因素，而且还会影响痛风的治疗，加重患者病情，对痛风是有害无利的。所以痛风患者应该劳逸结合、自我放松，如经常散散步，工作累了做做保健操，都是很好的缓解方式。

出游

外出游玩可以放松紧张的心情，调整压力。但是出游会打乱作息，加上不适当的饮食会对病情产生一些影响，所以在出游前要确定自己的血尿酸水平得到很好控制，准备好必需的物品，如药物。旅途过程的生活保持规律，注意劳逸结合，出现异常情况要及时解决，不能大意。

注意足部保暖

有些下肢活动障碍的痛风患者很容易出现足部下垂的症状，因此应该及时预防。足部应该给予足够的支持，使足与腿成直角，保持背屈位，可使用足板托、枕头等，时间以及放置的方法、位置等要合理，防止足部受到压迫。冬季还要注意足部的保暖。

定期体格检查

体格检查对预防痛风非常重要，尤其是肥胖或 40 岁以上的男性，应每 1 ～ 2 年做一次体检。包括血尿酸测定，以早期发现高尿酸血症患者，防止向痛风发展。

娱乐放松：压力不除，尿酸难降

音乐疗法

对痛风患者最常用的娱乐疗法就是音乐疗法。音乐可以调节人的心情，痛风患者多听音乐，对病情的缓解也可起到辅助治疗的作用。

痛风患者在患病期间大多存在着很多异常情绪，如紧张、烦躁等。运用音乐疗法，充分发挥音乐怡神养性、以情制情的功能，可以改善患者的情绪，达到缓解痛风的目的。

正确方法

对于痛风患者，要结合个人的情绪、心理和接受能力进行合理的音乐治疗：节奏鲜明的音乐能振奋精神；舒缓的音乐可缓和紧张与疲劳；有的患者适合听民族音乐；有的患者则更适合较专业的经典的世界名曲等等。另外，最好事先跟患者讲解一下所听音乐的欣赏方法，这样可以起到引导作用，达到更好的治疗效果。

音乐疗法通常每天1～2次较好，每次持续的时间不宜过长，控制在0.5～1小时。

注意事项

• 音乐疗法过程中，要随时观察痛风患者的情况，避免其出现情绪波动。

• 用音乐疗法时，要选择或创造一个优雅宁静的环境；播放音乐时，要注意控制音量在40～60分贝为宜；经常换换音乐风格，以免使人感觉单调。

• 音乐疗法只能作为一种辅助治疗的方法，主要的治疗还是得通过饮食、运动和药物等方法。

其他娱乐方法

文娱活动对人的精神生活能起到很好的调节作用，如舞蹈、弹琴、书画等，都能使人感到精神愉悦，身心放松。痛风患者可根据自身状态、个人爱好合理选择适当的方式，达到辅助治疗的目的。

痛风的沐浴疗法，改善体内代谢

常见的沐浴疗法有蒸汽浴、温泉浴和沙浴。

蒸汽浴

蒸汽浴是单纯用水蒸气或含药物的水蒸气蒸熏人体表，来达到治疗的效果。蒸汽浴能够消除神经紧张和疲劳，带给人以轻松感；同时，还有减肥的效果。

在进行蒸汽浴之前，患者应该喝适量的淡盐水，以免发生脱水；温度控制在 32 ~ 40℃，时长以不超过 12 分钟为宜。

温泉浴

温泉水中含有氟、锶、偏硅酸等物质，对人体健康大有益处。温泉浴有四种方式：浸泡、喷淋、畅游和蒸汽。每种方式都有其特殊的效果，如浸泡可以让身心舒畅，蒸汽能够消除疲劳等。温泉浴对痛风患者来说可起到活血通络、镇静安眠、发汗解毒的作用。

温泉浴温度一般控制在与身体一样的温度，多在 37℃ 左右，时长以15 ~ 20分钟为宜，结束后注意保暖。

沙浴

沙浴是沙浴疗法的简称，它是在医生指导下，将身体患病部位埋于漠沙、河沙、海沙以及田野中的沙中，通过沙温的调理作用来加快人体的血流速度和血流量，促进血液循环，扩张末梢血管，最终改善患病部位的新陈代谢，调节机体整体平衡，达到治疗的目的。

沙浴综合了日光疗法、空气疗法、热疗以及局部按摩、磁疗等多种疗法的作用，能活血通络、化瘀除湿，对痛风患者有很大的益处。

注意事项

• 每天入浴的次数依个人生活状态和环境而不同，但不可过于频繁。

• 入浴前不可空腹，以免发生晕厥；饭后不能马上入浴，以免影响食物的消化与吸收。

• 老年患者在沐浴时，应该由家人陪同，防止出现紧急的情况。

缓解期泡脚，减少尿酸的沉积

泡脚疗法

痛风急性发作期疼痛剧烈时，应卧床休息，抬高患肢并制动，待关节疼痛缓解 3 天后再逐步恢复活动。慢性期痛风患者可经常洗热水澡或用热水泡脚，以促进血液循环，减少尿酸的沉积，增加尿酸排泄，减轻疼痛，还能调节脏腑功能。

泡脚的具体方法

1. 泡脚最好选用木盆，刚开始水温在 37℃ 左右即可，水不宜过多，浸过脚板就行，浸泡一会儿后，再逐渐加热水至踝关节以上（中途可加热水 1 ~ 2 次），热水水温保持在 40 ~ 50℃，水温过高 (超过 55℃) 会对皮肤造成刺激，过低 (低于 30℃) 会使人受凉，泡脚时双脚要时常搓动。泡脚时间不宜过长，以 15 ~ 30 分钟为宜（如果时间太长的话，容易增加心脏负担）。

2. 泡脚后用洁净的干毛巾擦干脚部。坐在床边或椅子上。

3. 将双手互相擦热后，左脚盘在右侧大腿上，用右手心的劳宫穴（属于心包经，在手掌心，第 2、3 掌骨之间偏于第 3 掌骨，握拳屈指时中指尖处）按摩左脚心的涌泉穴（在足底，屈足卷趾时足心最凹陷处）；然后右脚盘在左侧大腿上，用左手心的劳宫穴按摩右脚心的涌泉穴，转圈按摩，直到局部发红发热为止。按摩时动作要缓和连贯，轻重合适。

注意事项

- 饭前、饭后 1 小时内不宜泡脚，以免影响肠胃的消化。
- 病情严重而且还在急性发作期，或血压很高、血糖很高、心力衰竭严重者，泡脚应谨慎。
- 严重心脏病患者、脑溢血未治愈者、足部有炎症、外伤或皮肤烫伤者、出血性疾病、败血病患者、严重血栓患者都不宜泡脚。

痛风缓解期患者四季养生调养食谱

春季一周养生调养食谱

	早餐	午餐	晚餐
周一	鸡蛋汤面（面粉、鸡蛋各50克），炝拌茼蒿（茼蒿100克）	米饭（大米100克），清蒸草鱼（草鱼75克），瘦肉炒圆白菜（猪瘦肉50克、圆白菜200克）	花卷（面粉100克），西芹百合（芹菜100克、百合10克）
周二	鸡蛋50克，牛奶250克，馒头（面粉50克）	米饭（大米100克），芙蓉花菜（鸡蛋清100克、西蓝花300克）	小米粥（小米25克），玉米面发糕（玉米面75克），肉片炒苦瓜（瘦肉50克、黄瓜200克）
周三	花卷（面粉50克），黄瓜鸡蛋汤（黄瓜100克、鸡蛋50克）	米饭（大米100克），凉拌莴笋胡萝卜（莴笋100克、胡萝卜150克），蒜香鲫鱼（鲫鱼75克）	发面饼（面粉100克），肉丝冬瓜汤（猪瘦肉50克、冬瓜100克）
周四	牛奶250克，花卷（面粉50克），凉拌萝卜丝（红心萝卜100克）	米饭（大米100克），洋葱炒鸡蛋（洋葱100克、鸡蛋50克）	鸡丝汤面（面粉100克、鸡胸肉50克），拍黄瓜（黄瓜100克）
周五	玉米糁粥（玉米糁25克），煮鸡蛋50克，番茄50克	羊肉芹菜蒸饺（羊肉50克、芹菜100克、面粉100克），小油菜汤（小油菜100克）	小米粥（小米25克），馒头（面粉75克），肉末白菜（牛瘦肉50克、白菜200克）
周六	牛奶250克，花卷（面粉50克），酱牛肉50克	米饭（大米100克），香椿炒鸡蛋（香椿200克、鸡蛋50克）	牛肉面（牛瘦肉50克、面粉100克），凉拌苦瓜（苦瓜100克）
周日	发面饼（面粉50克），煮鸡蛋50克，小白菜汤（小白菜50克）	米饭（大米100克），羊肉烧胡萝卜（羊肉50克、胡萝卜200克）	猪肉韭菜饺子（猪肉50克、韭菜100克、面粉100克），拌苤蓝丝（苤蓝150克）

上述食谱每天可提供1800千卡的热量，嘌呤含量在202毫克左右。

夏季一周养生调养食谱

	早餐	午餐	晚餐
周一	牛奶250克，馒头（面粉50克），炝拌芹菜（芹菜100克）	米饭（大米100克），青椒炒鸡蛋（青椒200克、鸡蛋50克）	花卷（面粉100克），冬瓜鸭肉汤（冬瓜200克、鸭胸肉50克）
周二	绿豆粥（大米15克、绿豆10克），花卷（面粉50克），黄瓜炒鸡蛋（黄瓜100克、鸡蛋50克）	米饭（大米75克），番茄烧牛肉（番茄200克、牛瘦肉50克）	小米面馒头（小米面50克），玉米瘦肉羹（甜玉米50克、猪瘦肉50克），炝拌茼蒿（茼蒿100克）
周三	凉面（面粉50克），西葫芦炒鸡蛋（西葫芦100克、鸡蛋50克）	米饭（大米100克），清炒南瓜丝（南瓜250克），清蒸草鱼（草鱼75克）	花卷（面粉100克），萝卜丝肉丸汤（白萝卜100克、猪瘦肉50克）
周四	牛奶250克，花卷（面粉50克），菠菜拌藕丝（菠菜、藕各50克）	米饭（大米100克），瘦肉瓜片（猪瘦肉100克、黄瓜200克）	鸡蛋汤面（面粉100克、鸡蛋50克），蒜瓣白菜心（白菜100克、蒜30克）
周五	玉米糁粥（玉米糁50克），茴香炒鸡蛋（鸡蛋50克、茴香100克）	米饭（大米100克），青椒炒牛肉（青椒200克、牛瘦肉50克）	馒头（面粉100克），莴笋炒肉（莴笋100克、猪瘦肉50克）
周六	牛奶250克，花卷（面粉50克），凉拌红心萝卜丝（红心萝卜100克）	米饭（大米100克），红烧鲤鱼（鲤鱼75克），清炒黄瓜片（黄瓜250克）	绿豆粥（大米50克、绿豆20克），花卷（面粉50克），韭菜炒鸡蛋（韭菜250克、鸡蛋50克）
周日	花卷（面粉50克），煮鸡蛋50克，蒜泥茄子（蒜30克、茄子100克）	米饭（大米100克），洋葱烧肉（洋葱250克、猪瘦肉50克）	发面饼（面粉100克），冬瓜肉丸汤（冬瓜150克、猪瘦肉50克）

上述食谱每天可提供 1800 千卡的热量，嘌呤含量在 202 毫克左右。

秋季一周养生调养食谱

	早餐	午餐	晚餐
周一	红薯粥（红薯25克、大米25克），鸡蛋50克，炝拌菠菜（菠菜100克）	米饭（大米100克），清蒸三文鱼（三文鱼50克），清炒西葫芦（西葫芦250克）	花卷（面粉50克），番茄玉米羹（番茄、鸡蛋、鲜玉米粒各50克）
周二	牛奶250克，发面饼（面粉50克），拍黄瓜（黄瓜100克）	米饭（大米100克），凉拌藕片（莲藕100克）	发糕（小米面100克），青椒拌鸭丝（青椒150克、鸭肉丝50克）
周三	鲜奶粥（大米50克、牛奶250克），凉拌苦瓜（苦瓜100克）	米饭（大米100克），清炒胡萝卜丝（胡萝卜250克），清蒸草鱼（草鱼75克）	花卷（面粉100克），番茄炖牛腩（番茄250克、牛腩50克）
周四	牛奶250克，花卷（面粉50克），素炒芹菜（芹菜100克）	米饭（大米100克），白萝卜烧肉（白萝卜200克、猪瘦肉50克）	馒头（面粉100克），青椒炒鸡蛋（青椒200克、鸡蛋100克）
周五	玉米糁粥（玉米糁50克），鸡蛋50克，拌苤蓝丝（苤蓝50克）	米饭（大米100克），鲫鱼炖冬瓜（鲫鱼75克、冬瓜300克）	花卷（面粉100克），番茄鸡蛋汤（番茄200克、鸡蛋50克）
周六	牛奶250克，发糕（玉米面50克），凉拌苦瓜（苦瓜100克）	米饭（大米100克），葱烧鲤鱼（鲤鱼75克），素炒莜麦菜（莜麦菜250克）	发面饼（面粉100克），油菜豆腐汤（小油菜250克、豆腐100克）
周日	花卷（面粉50克），榨菜肉丝汤（榨菜50克、猪瘦肉50克）	米饭（大米100克），胡萝卜炖鸡块（胡萝卜150克、鸡腿肉50克）	红薯粥（红薯50克、大米25克），牛肉炒土豆片（牛肉50克、土豆100克、青椒50克）

上述食谱每天可提供1800千卡的热量，嘌呤含量在202毫克左右。

冬季一周养生调养食谱

	早餐	午餐	晚餐
周一	紫米粥（紫米15克），花卷（面粉50克），煮鸡蛋50克，炝拌菠菜（菠菜100克）	米饭（大米100克），扒羊肉（熟羊肉50克），清炒胡萝卜丝（胡萝卜100克）	花卷（面粉100克），瓜片肉丝汤（黄瓜100克、猪瘦肉50克）
周二	牛奶250克，花卷（面粉50克），清炒苤蓝丝（苤蓝100克）	米饭（大米100克），芝麻兔（黑芝麻5克、兔肉75克），香菜圆白菜汤（香菜10克、圆白菜200克）	发糕（小米面100克），番茄炒鸡蛋（番茄200克、鸡蛋50克）
周三	发面饼（面粉50克），鸡蛋羹（鸡蛋50克），蒜香茼蒿（蒜20克、茼蒿100克）	米饭（大米100克），白萝卜炖羊肉（白萝卜200克、羊肉50克）	花卷（面粉100克），牛肉炖土豆（牛肉50克、土豆200克）
周四	牛奶250克，馒头（面粉50克），青椒炒莴笋丝（青椒、莴笋各50克）	米饭（大米100克），白菜炖鲤鱼（白菜150克、鲤鱼75克）	馒头（面粉100克），山药炖鸡块（山药200克、鸡腿肉50克）
周五	糯米粥（糯米25克、大米25克、红枣10克）、鸡蛋炒菠菜（鸡蛋50克、菠菜100克）	米饭（大米100克），牛肉炖土豆（牛肉50克、土豆200克）	发面饼（面粉100克），白菜烧肉（白菜200克、猪瘦肉50克）
周六	麦片粥（即食燕麦片50克），青椒炒鸡蛋（青椒100克、鸡蛋50克）	米饭（大米100克），酥鲫鱼（鲫鱼75克），番茄炖茄子（番茄、茄子各100克）	花卷（面粉100克），羊肉炖萝卜（羊肉50克、白萝卜100克）
周日	花卷（面粉50克），番茄炖牛腩（番茄100克、牛腩50克）	米饭（大米100克），韭菜炒肉（韭菜100克、猪瘦肉50克）	小米粥（小米50克），发面饼（面粉50克），牛肉炒土豆片（牛肉50克、土豆50克、青椒100克）

上述食谱每天可提供1800千卡的热量，嘌呤含量在202毫克左右。

痛风茶疗验方

竹叶茅根茶

【用料】新鲜竹叶 10 克，白茅根 10 克。

【方法】将新鲜的竹叶和白茅根洗净，取一保温杯，将用料放入保温杯中，加入适量的开水，冲泡 30 分钟，凉凉后即可饮用。

【效用】利尿。

【防治】痛风合并肾结石。

柠檬绿茶

【用料】柠檬半个，绿茶 10 克。

【方法】用开水冲泡绿茶，放 10 分钟左右，待绿茶泡出味道和颜色后，过滤掉茶叶，待茶温凉之后，加入柠檬，搅拌均匀即可饮用。

【效用】促进尿酸排泄。

【防治】痛风及合并高血压患者。

莲子金银花茶

【用料】莲子 10 克，金银花 5 克，冰糖适量。

【方法】将莲子、金银花和冰糖一同加入玻璃杯中，倒入沸水冲泡，闷 10 分钟左右，温度适宜即可饮用。

【效用】利尿、维持酸碱平衡。

【防治】痛风合并高血压、糖尿病等。

百合菊花茶

【用料】百合 100 克，白菊花 10 克，冰糖适量。

【方法】菊花用清水洗净，然后轻轻拍碎，将百合与碎菊花一同加入锅中，煮至软烂，然后加入适量冰糖，稍微搅拌即可饮用。

【效用】碱化尿液。

【防治】痛风性关节炎。

菊花山楂茶

【用料】菊花 15 克，生山楂 20 克。

【方法】先把菊花和生山楂用清水清洗干净，取出，然后放入一玻璃杯子中，加入开水冲泡，泡 10 分钟左右，待水温适宜即可饮用。

【效用】消暑生津、祛风散火。

【防治】痛风并发高血压。

菠萝红茶

【用料】菠萝 100 克，红茶 10 克。

【方法】菠萝洗净去皮，切成小丁，将菠萝丁放入茶壶内。红茶装包，放入茶壶中，加入开水浸泡 15 分钟左右即可。

【效用】利尿消肿、生津止渴。

【防治】痛风、肾炎、高血压。

茉莉菊花绿茶

【用料】菊花5克，茉莉花5克，绿茶3克。

【方法】将菊花、茉莉花和绿茶一起研磨成细末，过筛后装入茶袋中。使用时，将茶袋浸泡在沸水中15分钟左右即可。

【效用】降脂。

【防治】痛风合并高脂血症。

陈皮山楂乌龙茶

【用料】陈皮10克，山楂20克，乌龙茶5克。

【方法】陈皮和山楂洗净，放入砂锅，加水煎煮30分钟。去渣，取汁冲泡乌龙茶，盖盖闷10分钟即可。

【效用】降脂减肥。

【防治】痛风合并高脂血症。

薏米红枣茶

【用料】薏米30克，红枣15克，绿茶3克。

【方法】绿茶用开水冲泡15分钟，留茶水备用；薏米洗净，红枣去核洗净，两者加水熬成粥状；最后将茶水与粥一起搅匀即可。

【效用】解毒利尿。

【防治】痛风。

柠檬薄荷茶

【用料】青柠檬100克，姜20克，薄荷20克，苏打水少许。

【方法】姜去皮榨成汁，加入白糖和少许水搅拌，制成姜汁糖浆。青柠檬一部分榨汁，一部分切小块。放入大容器中，混合均匀即可饮用。

【效用】加速尿酸排泄。

【防治】痛风合并肾结石。

绿豆玉米须茶

【用料】绿豆20克，玉米须50克。

【方法】先将绿豆炒熟，放入砂锅内，加入玉米须及适量清水，大火煎煮服用，每日3次较适宜。

【效用】清热利尿、消炎排毒。

【防治】痛风合并高血压。

茯苓干姜茶

【用料】茯苓10克，干姜5克。

【方法】用打粉机将两者打成粉末，充分混合在一起，装入密闭容器内。服用时，取适量加水冲泡10分钟即可。

【效用】利尿、降糖、强心。

【防治】痛风、哮喘、糖尿病。

常见食物嘌呤含量一览表

（单位：毫克/100 克）

谷薯类及豆类

食物	嘌呤含量	食物	嘌呤含量
黑豆	137	面条	20
燕麦	94	大米	18
绿豆	75	糯米	18
豆腐干	67	面粉	17
豆腐	56	小麦	12
米糠	54	芋头	10
红豆	53	高粱米	10
豆浆	28	玉米	9
大豆	27	小米	7
薏米	25	土豆	6
糙米	22	红薯	6

水果、坚果类

食物	嘌呤含量	食物	嘌呤含量
花生	79	柠檬	3
腰果	81	橘子	3
板栗	35	芒果	2
杏仁	32	木瓜	2
樱桃	17	桃子	1
核桃	8	香蕉	1
红枣	6	西瓜	1
番茄	4	鸭梨	1
李子	4	葡萄	1
哈密瓜	4	菠萝	1
椰子	4	苹果	1

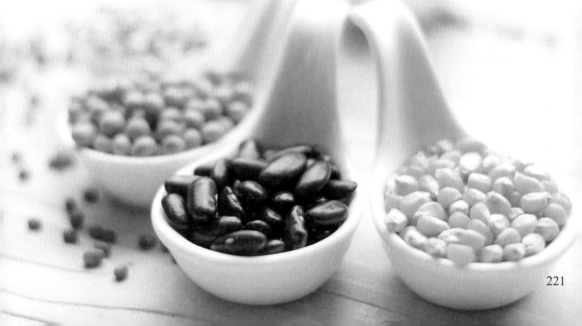

蔬菜、菌藻类

食物	嘌呤含量	食物	嘌呤含量
紫菜	274	丝瓜	11
海带	97	苦瓜	11
金针菇	61	白萝卜	11
大蒜	38	芹菜	10
油菜	30	胡萝卜	9
蘑菇	28	木耳	9
韭菜	25	青椒	9
菜花	25	西葫芦	7
雪里蕻	24	洋葱	4
茄子	14	冬瓜	3
菠菜	13	黄瓜	3
白菜	13	南瓜	3

水产、肉蛋奶类

食物	嘌呤含量	食物	嘌呤含量
鸭肝	302	猪瘦肉	123
鸡肝	294	羊肉	112
牡蛎	239	兔肉	108
鲢鱼	202	鳝鱼	93
猪肝	170	牛肉	84
鸭心	147	梭子蟹	82
草鱼	140	猪血	12
虾	138	海蜇皮	9
鸡胸肉	137	海参	4
鲤鱼	137	鸡蛋白	4
猪肾	133	鸡蛋黄	3
猪肚	132	牛奶	1

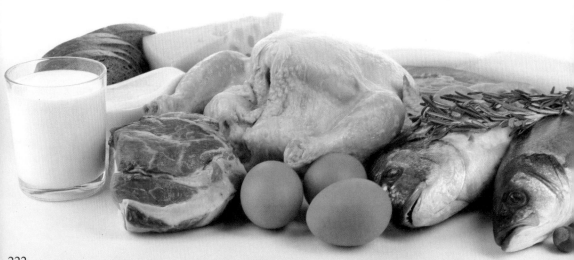

常见食物热量表

（单位：毫克/100 克）

谷薯类

食物	分量	热量（千卡）
粉丝	100 克	338
烙饼	100 克	259
馒头（标准粉）	1 个（100 克）	233
烧卖	100 克	220
花卷	100 克	214
小笼包	5 个（100 克）	206
豆沙包	1 个（50 克）	160
素水饺	10 个（100 克）	142
肉包	1 个（50 克）	140
粉皮	100 克	62
米饭	1 碗（50 克）	58
凉粉	100 克	38
皮蛋瘦肉粥	1 碗（50 克）	27

水果类

食物	分量	热量（千卡）
香蕉	100 克	93
桃	100 克	51
梨	100 克	50
苹果（红富士）	100 克	49
橙子（中等）	1 个（100 克）	48
菠萝	100 克	44
橘子	100 克	44
柚子	1 个（100 克）	42
杏	100 克	38
柠檬	100 克	37
芒果（中等）	100 克	35
哈密瓜	100 克	34
草莓	100 克	32
西瓜	100 克	26

豆制品类

食物	分量（克）	热量（千卡）
腐竹（干）	100	461
豆腐皮	100	410
香干	100	147
腐乳（白）	100	135
豆腐脑	100	15

肉蛋类

食物	分量（克）	热量（千卡）
猪肥肉	100	807
香肠	100	508
熟猪蹄	100	260
烤鸡	100	240
烧鸭	100	231
咸鸭蛋	100	190
鸡腿	100	181
鸡蛋	100	144
牛肉（瘦）	100	106

蔬菜类

食物	分量（克）	热量（千卡）
红薯	100	102
土豆	100	77
洋葱	100	40
南瓜	100	23
芹菜	100	22
苦瓜	100	22
番茄	100	20
白菜	100	18
冬瓜	100	12

零食类

食物	分量（克）	热量（千卡）
核桃（干）	100 克	646
薯片	100 克	548
大杏仁	18 粒（100 克）	540
爆米花	100 克	387
葡萄干	100 克	344
桂圆肉（干）	100 克	317
蚕豆	12 粒（100 克）	111

调味品类

品种	分量	热量（千卡）
冰糖	100 克	397
红糖	100 克	389
豆瓣酱（辣油）	100 克	180
沙拉酱	1 匙（15 克）	109
色拉油	1 匙（10 克）	90
苹果酱	1 匙（15 克）	42
番茄酱	1 匙（15 克）	12
酱油	1 匙（6 克）	4